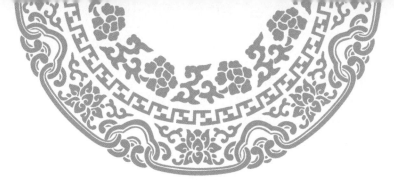

中医传统制剂方法系列丛书

总主编 刘淑芝

中医传统制药工具图鉴

主 编 白建疆

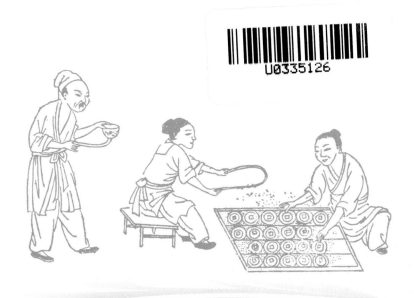

全国百佳图书出版单位

中国中医药出版社

·北京·

图书在版编目（CIP）数据

中医传统制药工具图鉴 / 刘淑芝总主编；白建疆主编 . —北京：中国中医药出版社，2021.3
（中医传统制剂方法系列丛书）
ISBN 978-7-5132-6581-2

Ⅰ . ①中… Ⅱ . ①刘… ②白… Ⅲ . ①中药制剂学—工具—图集 Ⅳ . ① R283-64

中国版本图书馆 CIP 数据核字（2020）第 263067 号

中国中医药出版社出版

北京经济技术开发区科创十三街 31 号院二区 8 号楼
邮政编码　100176
传真　010-64405721
河北新华第二印刷有限责任公司印刷
各地新华书店经销

开本 710×1000　1/16　印张 12.5　字数 167 千字
2021 年 3 月第 1 版　2021 年 3 月第 1 次印刷
书号　ISBN 978 – 7 – 5132 – 6581 – 2

定价　69.00 元
网址　www.cptcm.com

社 长 热 线　010-64405720
购 书 热 线　010-89535836
维 权 打 假　010-64405753

微信服务号　zgzyycbs
微商城网址　https://kdt.im/LIdUGr
官 方 微 博　http://e.weibo.com/cptcm
天猫旗舰店网址　https://zgzyycbs.tmall.com

如有印装质量问题请与本社出版部联系（010-64405510）

前言

　　中医传统制剂一般是指在中医理论指导下，以中药为原料，根据临床需要，加工制成具有一定规格、可直接用于临床防病治病的中药制剂或药品。最具代表性的传统剂型有丸、散、膏、丹、汤，也是至今仍然广泛应用的传统剂型。千百年来，历代中医药专家在医疗实践中积累了丰富的经验，形成了独特的制剂技术和理论体系，是中医学宝库中重要的组成部分。

　　远在夏禹时代，祖先们由酿酒而发现了酒的作用，并制成药酒，同时发现了曲剂。相传汤剂始于商代，是出现最早、应用最广泛的剂型。在药物使用方面，汉代即有外敷、内服、药浴、烟熏等方法。当时常用的剂型还有丸剂，其制法有以酒制丸、以油脂制丸、以醋制丸等工艺技术。东汉时期对制药理论和制备法则已有深刻认识，指出"药性有宜丸者，宜散者，宜水煎者，宜酒渍者，亦有一物兼宜者，亦有不宜入汤酒者，并随药性，不得违越"，强调根据药性选择剂型。张仲景在汤、丸、散、膏、酒的基础上，又创制了坐剂、导剂、洗剂、滴耳剂、糖浆剂及脏器制剂等十余种剂型，而且制备方法较完备，用法用量、适应证明确，并首次以动物胶汁、炼蜜、枣肉、淀粉糊作为丸剂的赋形剂，至今仍沿用。晋代葛洪继承了汉代的经验，创造了利用某些药物本身的黏合力制丸，以及铅硬膏、蜡丸、浓缩丸、锭、条、灸等剂型。金元时期发明丸剂包衣，明代则有"朱砂为衣"的新工艺。梁代陶弘景提出以治病的需要来确定剂型和给药途径的理论，指出"疾有宜服丸者，宜服散者，宜服汤者，宜服酒者，亦兼服参用所病之源以为其制耳"，并规定了汤、丸、散、膏、药酒的制作常规。以后的唐、宋、元代不断完善制剂工艺，使药剂的制备按统一的规格配制，对当时及以后药学的发展产生了深远的影响。明代李时珍是集大成者，其总结16世纪以前我国劳动人民医药实践，记录了药物剂型40余种，展现了我国古代丰富的药物剂型及制剂技术，对世界药学的发展做出了重大贡献。

随着时代的发展、技术的进步，中药新剂型、新工艺、新技术不断涌现，极大地丰富和发展了中药制剂理论和剂型，形成了一门既具有中医药特色又反映当代中药药剂水平的综合性应用学科。与此同时，传统的制剂技术受到前所未有的挑战和冲击，除汤剂仍然是中医临床首选剂型，丸、散、膏仍被广泛使用，有些传统剂型和技术已经失传，其中不乏传统技术之精髓。因此，有必要对其进行整理，去其糟粕，取其精华，合理继承，并加以保护和提高。

国家非常重视非物质文化遗产的保护，2006年5月20日，"中医传统制剂方法"经国务院批准列入第一批国家级非物质文化遗产名录。《中医传统制剂方法系列丛书》是在国家级非物质文化遗产代表性项目——中医传统制剂方法文化创作基金（ZZYZK201）及补助基金[IX-4（1）]的支持下，为更好地加强非物质文化遗产——中医传统制剂方法的保护与传承，组织了从事中药制剂研究、中医文献研究等各学科专家及中华老字号企业中相关专家共同编撰而成。系列丛书分三方面内容：一是中医传统制剂方法的经典剂型，包括丸、散、膏、丹、汤的古代渊源考证与历史沿革文献梳理、现代研究的文献整理与综合分析、中医传统制剂方法与传统剂型的代表品种传承史话；二是中医传统制剂方法及传统工艺所使用的制药工具研究考证，并编撰成《中医传统制药工具图鉴》；三是古籍经典著作中传统制剂方法的挖掘与分析整理。

中医药学是中华传统医学宝库中一颗璀璨的明珠，我们折服先贤们的智慧和医疗实践，给后人留下了宝贵财富，也感怀现代人不负先辈重托，前赴后继，使中医药发扬光大，取得让世人瞩目的成绩。我希望，呈现给读者的不仅仅是一套中医传统制剂方法的专业书籍，更是中医药传统技艺和传统文化传承的载体，她承载着古人的智慧与精神、当今中医药的繁荣与辉煌，以及中医药历史传承的责任与担当。

由于中医传统制剂方法历史悠久，史料珍贵且浩如烟海，现代研究方法发展迅速，文献资料纷繁复杂，虽经编委们不懈努力，力图最大限度反映古代和当代的现状与发展水平，但由于各种局限，难免疏漏，不足之处敬请读者批评指正，以便再版时修订提高。

刘淑芝

2020 年 11 月

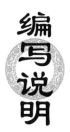

编写说明

　　本书是《中医传统制剂方法系列丛书》中的一本，是国家级非物质文化遗产代表性项目——中医传统制剂方法文化创作基金支持的成果之一。早在 2006 年，"中医传统制剂方法"即被列入国家级非物质文化遗产名录。为了贯彻习近平总书记对中医药工作做出的传承精华、守正创新的指示精神，更好地加强中医传统制剂方法的保护与传承，在课题组长刘淑芝总主编的指导下，白建疆主编组织中医药文物专家、中医药文献研究专家、医史文化专家等完成本书的编写工作。

　　本书共收录图片 160 余幅，图片中展示的制药工具均从北京御生堂中医药博物馆所藏数千件中医传统制药工具中精选而出。全书分为四篇，分别为中药制药工具的起源、早期的汤剂煎制器具、早期的药酒制作器具、中药丸散膏丹制作器具。本书只是古代中医制药工具的汇集，目的是让读者通过书中这些资料欣赏先人的智慧，了解中医制药的历史，也为中医药研究者提供一些可参考的资料。

　　本书在文物选取和文字编辑写作过程中，得到了故宫博物院研究员王建华女士、光明日报高级编辑刘志达先生、国家农业博物馆研究员贾文忠先生的细心指导。在本书的编撰过程中，本人查阅文献，还参加了由李经纬先生主编的《中华医药卫生文物图典》的编撰工作，并担任副主编。编撰期间，编撰委员会部分专家深入北京御生堂中医药博物馆调研指导，并对馆藏中医药文物进行了系统研究整理，在此过程中我学到了很多知识，也受到了很大启发和教益。

　　本书专业性强，题材新颖，在编辑出版过程中以考辨有据、严谨务实为指引，但因水平和主客观原因所限，难免有不足之处，也期盼读者和有关专家批评指正，以便再版时修订提高。

白建疆

2020 年 8 月

目 录

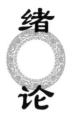

绪论

中医传统制药工具研究

古时，我们的祖先在找寻食物的过程中发现了药，在使用药物时进行了洗涤、打碎、劈成小块等加工。当人类发明了火以后，不仅能使生食变为熟食，同时也能使用简单工具对药物进行"炮炙"加工。炮制、炮炙，从字面讲都离不开火，反映了古人的制药方法和祖先们的智慧，同时也得出结论：中药原料在配制成药之前，经过各种不同的方法加工处理，处理的过程就是炮制。炮制是中药制药的前处理工艺，在炮制过程中需要使用不同的工具，"传统制药工具"也包括炮制所用工具。

春秋战国时期，我国现存最早的一部医书《黄帝内经》中已有关于制药（炮制）的记载。汉代张仲景的《伤寒论》和《金匮要略》中，所载方剂大多注明制作（炮制）方法，同时期的《神农本草经》记载了炮制数据。魏晋南北朝时中药制作（炮制）技术得到改进，如切骨碎补用铜刀、石榴皮忌铁器、煎药用瓦罐等，与现代科学相符合。唐宋时期，我国第一部制药专著《雷公炮炙论》对当时流传的制药（炮制）方法进行了总结，其中附有大量图录，图录中记载了制药（炮制）工具的式样和使用方法。宋代政府开办官药局，进行熟药官卖，提倡制备成药，制药（炮制）工具得到进一步发展。明代李时珍《本草纲目》虽非制药（炮制）专著，但书中所载的制药（炮制）方法和工具仍为今人所遵循。缪希雍《炮炙大法》根据药物类别，分为水、火、土、金、石、草、木等十四部，叙述了四百多种药物的制作（炮制）方法。陈嘉谟的《本草蒙荃》对制药（炮制）进行了概括：火制四，煅炮炙炒也；水制三，渍泡洗也；水火共制二，蒸煮二者焉。制法虽多，不离于此，贵在适中，不及则功效难求，太过则气味反失。制药（炮制）离不开工具，这些记载为研究中医传统制药工具提供了详尽资料。

千百年来，人民群众和历代医家、医工在与疾病斗争和自身生存的实践中积累了丰富的中医传统制剂制作经验，形成了独特的制药技术，创造发明了完整且成系列的制药工具。这些传统制药工具是中医学宝库的重要组成部分，也是中华文化的重要组成部分。

一、中药制药工具的起源

我国医药学起源很早，可以追溯到 4000 多年以前。淮南王刘安在《淮南鸿烈解·修务训》中说："神农……尝百草之滋味……一日而遇七十毒。"《史记》有"神农氏尝百草，始有医药"的记载，说明原始人类在寻找食物的同时发现了药物，并随着生活水平的提高逐渐创造和积累了用药知识。中医药的发展与人们的日常劳动和饮食生活有重要关系。祖先们为了生存，在与自然界做斗争的同时，懂得了如何使用木、石、骨器、铁等材料制作生产工具和生活用具。随着对药物理解的深入，这些生产、生活工具也成为制药工具，如采集果实用的石镰、玉镰用来采药，烹煮食物的陶器用来煮药，碾磨粮食的碾子用来碾药。这些器具后来逐渐发展成专门的制药工具用来加工药材，这也是中药制药工具的起源。

二、早期的汤剂煎制器具

夏商时期，祖先们发明了酒、醋、油、盐并掌握了烹调技术，同时将这些技术应用于药物的加工中。据《中国医学简史》考："烹饪技艺的提高和精制陶器的广泛应用，（使）人们发明了汤液煎剂。"

这一最早剂型的创始使古代药学前进了一大步，成为药剂学的萌芽。据《针灸甲乙经》记载，"汤液始于伊尹"。伊尹是商汤的首相，有莘氏厨司的养子，他精于烹饪技术和用药方法，因此，汤剂创始于商代（公元前 1766 年）已属定论。而煎煮汤剂所用的器具则可认为是最早出现的制药工具之一。秦、汉、三国时发明了炼丹术，祖先们在炼丹过程中掌握了蒸馏等方法，以此促进了制药（炮制）工具的发展。

早在商代，陶器和青铜器已较广泛用于人们的日常生活。属"龙山文化"出土的陶器，最多见的是烹饪器皿，如釜、鬵、鼎、鬲、甗、甑等；其次是贮藏食物的器具，如坛、罐，还有盆、盘、豆等。那么，究竟哪一种烹饪器皿用于煎制汤剂的可能性最大呢？根据出土文物分析，陶鼎出现较早，最先普及应用，被用来煎药的可能性最大。

鼎，"炊器，多用青铜制成。圆形，三足两耳，也有长方四足的。盛行于商周时期，汉代则用以炼丹煮药"（《辞海》）。鼎的形状类似现今煎药的砂锅，适宜煎制汤剂，在商代汤剂出现时，鼎是盛行炊具，故很可能鼎最先作为汤剂用具。至于当时使用的是青铜鼎还是陶鼎，根据以上分析，结合商代的出土文物和商代创始的汤剂关系，可以基本肯定陶鼎当属最早的汤剂制药工具。此外，与鼎同时使用的还有勺、盆等。

三、最早的药酒制作器具

药酒的制作器具是随着我国古代酿酒法的发明与发展而产生的。我国的酿酒始于何时，意见至今不一。郭霭春在《中国医史年表》中认为，"发明于夏禹时代"（约公元前 2205 年）；袁翰青则在《中国化学史论文集》中认为起源于新石器时代；方杨、张子高等认为起源于新石器时代晚期的龙山文化时期（约公元前 2800 年）。龙山文化出土文物中的酒器，说明我国酿酒（即曲蘖酿酒）的创始应在龙山文化之前或前期。

到了商代，贵族阶层饮酒之风已盛行，酒的品种、制法及用具不断多样化，医疗上已普遍用酒作药引或溶媒。唐代陈藏器的《本草拾遗》中已经有动物药理实验研究的记载："赤铜屑主折疡，能焊入骨，及六畜有损者，细研酒服，直入骨伤处，六畜死后取骨视之，犹有焊痕，可验。"到了周代，出现了专门为医疗目的而酿造的药酒。甲骨文"鬯其酒"，即指芳香药酒。《说文解字》中也有"酒，所以治病也，周礼有医酒"的记载。药酒的酿造方法之一是将药物、酒曲配加一定量的酒类所酿造，基本由我国古代曲糵酿酒法移植演化而来，故药酒酿造工具与曲糵酿酒工具通用。

河北藁城台西村出土了商代中期的一个酿酒作坊，内有瓮、大口缸、罍、尊、壶、"将军盔"等大量酒器。汉墓帛书《养生方》和《杂疗方》是现存最早记载药酒酿造方的书籍，其中涉及的药酒器具有罍、甗、罂、尊等，这些都与酿酒和酒的器皿有关。自周代药酒出现以来，这些器皿就是酒剂的制造器具。如陶瓮：口有大小，腹稍大，在商代就盛行，盛粮或酒；现代还有不少村镇烧制陶瓮，以供农民们盛粮或水。缸：有陶制和瓷制，商周多为陶缸，口大底小，形同瓮，但身相对较长。罍：盛行于商周，有陶制和青铜制，圆形或方形，小口、广肩、深腹、圆足，多带盖和双耳环，是盛酒专用器皿，与酿酒关系密切。壶：深腹，敛口，新石器时代已有陶壶，商周时期的青铜壶有盖；多圆形，也有方形或椭圆形的；古多用以盛酒或粮。甗：《杂疗方》中有用智（药名，不详何物）和薜荔根等药放入甗内制成醴酒的记载。罂：记载是用来盛酒浆的专门酿酒器具，小口大腹，多陶制，也有青铜制。

四、中药丸散膏丹制作器具

中药制作中有四种最具代表性的传统剂型，即丸、散、膏、丹。丸指圆粒状的药丸，如六味地黄丸、牛黄安宫丸等。散指研末的药粉，如锡类散等。膏指外敷的膏药，也指内服煎熬成黏稠的成药，如益母草膏等。丹原指金石药炼制的成药，近代把部分精制的丸、散、锭等也称为丹。传统中药制作工具大致围绕这四种剂型的制作（炮制）而发展。

研究表明，丸、散、膏、丹只是四种最具代表性的剂型，原料都是粉碎的中草药或其他药料，制作方法和使用的制药工具有很大相同之处。如"刀"是制药工具中最常用、最具特色的工具。刀具种类很多，如古人用于切制药物的根及根茎、藤木、果实、全草等类药材选取具有"体重、把长、刀面阔大、一刀多用"特点的刀具；用于切制各种规格的片、段、丝、块等药材时，选用刀口线直、刃深锋利、吃硬省力的刀具。此外，在刨制长、斜、直、圆等各形薄片或厚片药材时，使用刨刀，又称药刨，也属于刀具，以此刨制的片形均匀美观，片张可大可小、可厚可薄，工作效率较高。药界过去有"具刀认帮""刀法不同"的说法。古人刀具古朴简便，各得所宜，运用有别，也有铜、铁、木、陶等各种材质。

制丸、散、膏、丹需要将药物粉碎，捣药、碾磨器具是中药制药中最常见的工具。制药工具还包括纯净处理过程中所使用的簸、筛、刮、刷等工具，水制过程中的洗、漂器具，火制过程中的火炉，水火共制的陶鬲、砂锅等。此外，制药还离不开过滤、计量器具等。

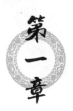

第一章

中药制药工具的起源

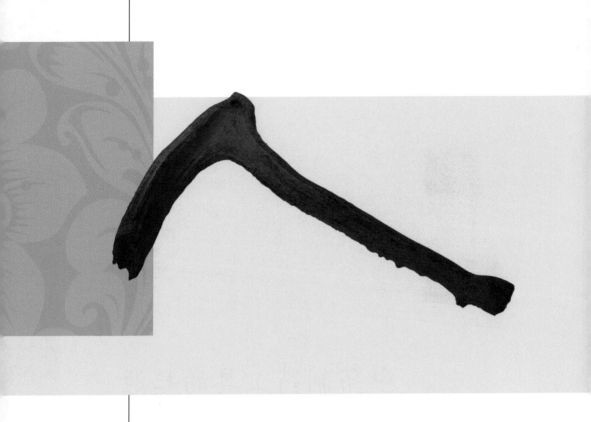

骨　镰

【所属时期】新石器时代。

【材　　质】骨质。

【规　　格】手柄长 53cm；刀长 34cm，宽约 5cm。

【类　　别】采药工具。

【形态描述】兽角的分杈，有明显使用痕迹，为古
人采药器具。

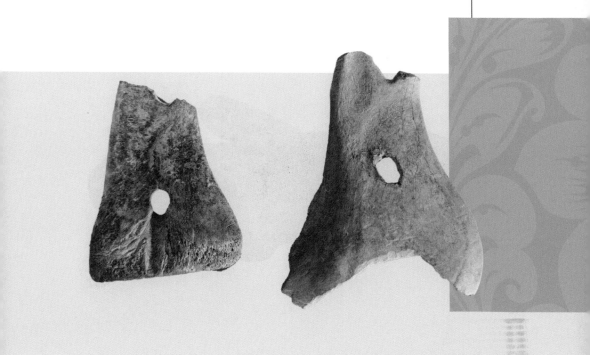

骨　铲

【所属时期】新石器时代。

【材　　质】骨质。

【规　　格】左长 15cm，宽 8cm；右长 19cm，宽 12cm。

【类　　别】采药工具。

【形态描述】兽肩胛骨，有用来拴绳的孔和槽，一侧扁平，刀状有刃。

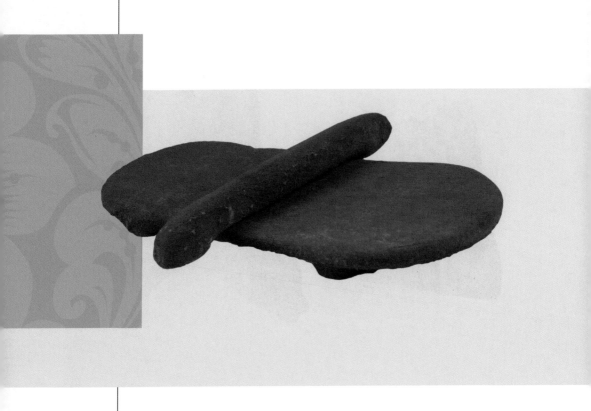

石磨盘

【所属时期】新时期时代。

【材　　质】石质。

【规　　格】磨盘长 60cm，宽 26cm，厚 3cm；磨棒长 59cm。

【类　　别】研磨工具。

【形态描述】磨盘通体由黄色砂岩琢磨而成，呈椭圆形板状，中部略凹陷，底部雕琢有四个柱状短足。磨棒也为黄色砂岩质，呈圆柱形，两端较粗似握柄。为碾磨粮食、药材所用。

石　镰

【所属时期】新石器时代。

【材　　质】石质。

【规　　格】长 10cm，宽 5cm，厚 0.5cm。

【类　　别】采药工具。

【形态描述】由坚硬岩石磨制而成。呈半圆形，弧
　　　　　　背，直刃，背部有双钻孔。

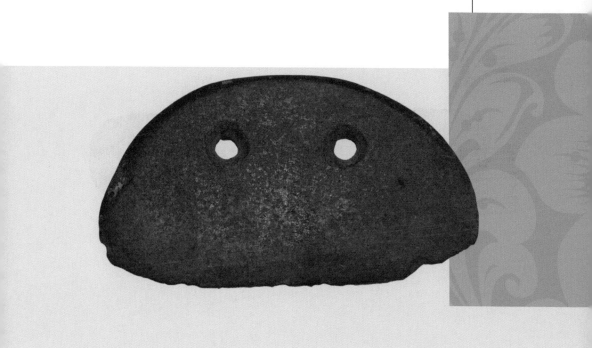

石 刀

【所属时期】新石器时代。

【材　　质】石质。

【规　　格】长 12cm，宽 3.5cm，厚 0.5cm。

【类　　别】采药工具。

【形态描述】石质坚硬。呈刀形，有刃，手柄处有
单孔。

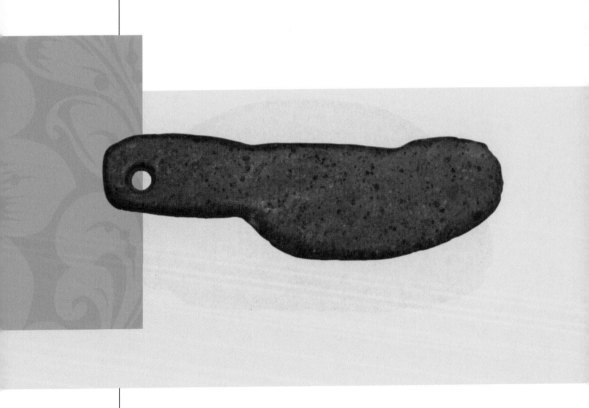

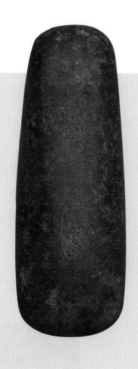

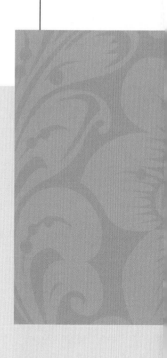

石 锛

【所属时期】新石器时代。

【材　　质】石质。

【规　　格】长 25cm，宽 8cm，厚 3.5cm。

【类　　别】采药工具。

【形态描述】石质坚硬，呈楔形，两侧扁平。一头
　　　　　　扁平有刃，用于切割；另一头圆钝，
　　　　　　可用于砸击。

玉 锛

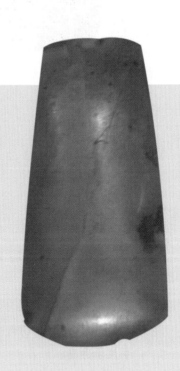

【所属时期】新石器时代。

【材　　质】玉质。

【规　　格】长 15cm，宽 4cm，厚 1.2cm。

【类　　别】采药工具。

【形态描述】玉质，非常坚硬，一侧扁平，有刃。

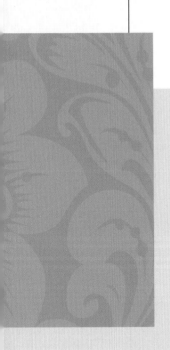

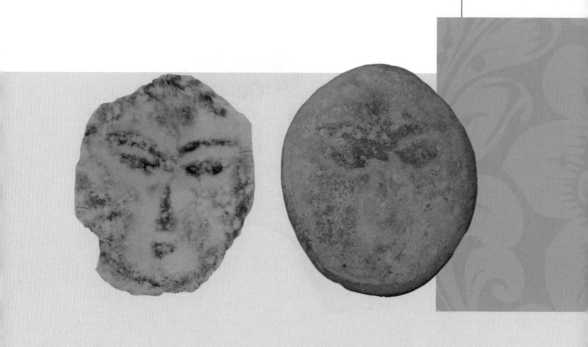

人面纹熨石

【所属时期】新石器时代。

【材　　质】石质。

【规　　格】直径 12cm，厚 2.5cm。

【类　　别】碾药工具。

【形态描述】不规则扁圆石子，一面刻有人面。

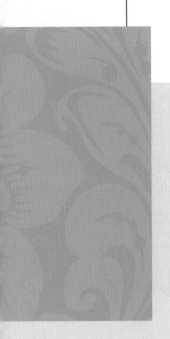
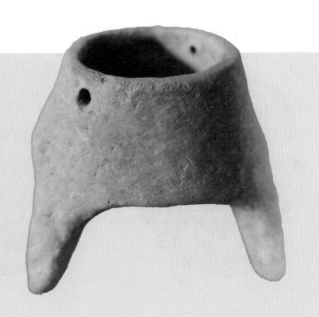

彩陶灶台

【所属时期】新石器时代。

【材　　质】彩陶（纹饰有磨损）。

【规　　格】口径 6cm，底宽 18cm，高 9cm。

【类　　别】煮药工具。

【形态描述】器身有彩陶纹痕迹，鼎立三足，中间
　　　　　　有灶膛，两侧各有一个可用于安装提
　　　　　　梁的圆孔。用于架锅烹煮药材。

红陶杯（一组）

【所属时期】新石器时代。

【材　　质】红陶。

【规　　格】口径4～6cm，底径4～6cm，高5～6cm。

【类　　别】制药工具。

【形态描述】呈小水杯状，口沿有折叠花纹。为生活中的小水杯，也用于计量药材或药汤。

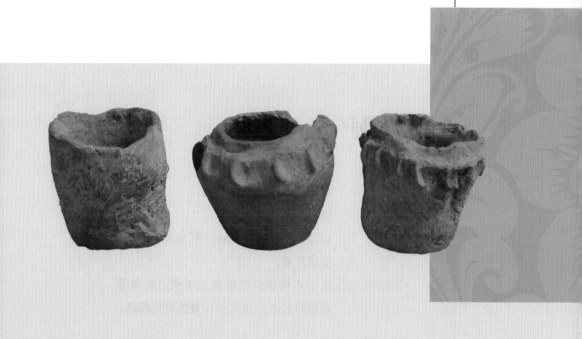

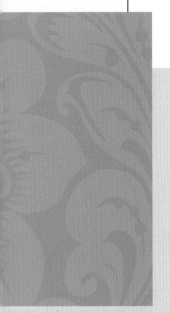

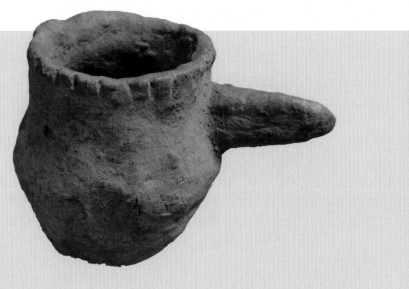

红陶勺

【所属时期】 新石器时代。

【材　　质】 红陶。

【规　　格】 口径 4cm，底径 4cm，高 6cm。

【类　　别】 制药工具。

【形态描述】 呈小水杯状，口沿有一手柄。可用于
　　　　　　煮药时加水，也用于计量药材或药汤。

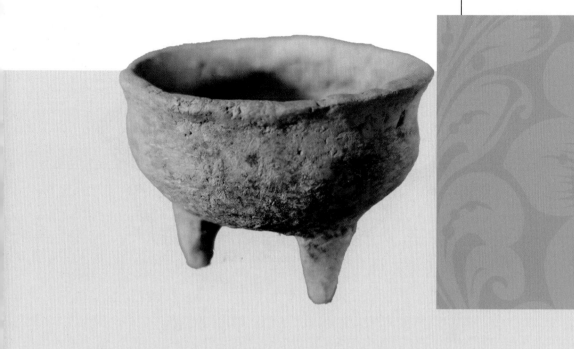

彩陶鬲

【所属时期】新石器时代。

【材　　质】红陶。

【规　　格】口径 6cm，高 6cm。

【类　　别】生活用具。

【形态描述】敞口，呈锅状，有三足，器身有彩绘
　　　　　　痕迹。用于烹煮食物或药材。

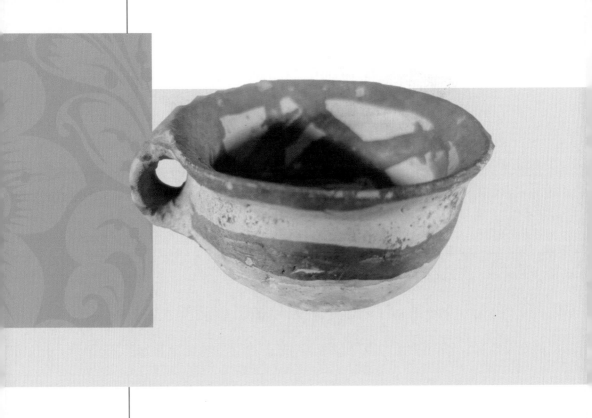

彩陶碗

【所属时期】新石器时代。

【材　　质】红陶。

【规　　格】口径 7cm，高 5cm。

【类　　别】生活用具。

【形态描述】敞口，呈碗状，一侧有单耳，器身内
　　　　　　外有线条纹彩绘。

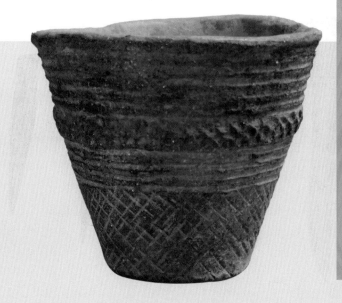
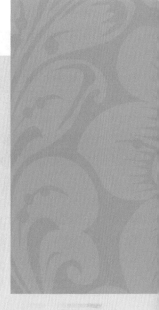

陶　桶

【所属时期】新石器时代。

【材　　质】夹砂陶。

【规　　格】口径 26cm，底径 14cm，高 27cm。

【类　　别】煮药、盛药工具。

【形态描述】呈桶状，口沿略有圆唇，器身满网纹、
　　　　　　绳纹、圈纹。

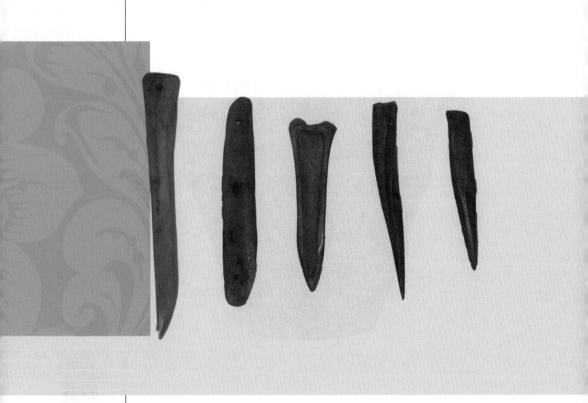

骨器（一组）

【所属时期】新石器时代。

【材　　质】骨质。

【规　　格】长15cm，宽2cm，厚0.5cm。

【类　　别】采药工具。

【形态描述】骨质较坚硬，有把有刃，个别器身带
　　　　　　有纹饰。

青铜锛

【所属时期】西周时期。

【材　　质】青铜质。

【规　　格】长 16cm，宽 4cm，厚 1.3cm。

【类　　别】采药工具。

【形态描述】青铜质，器身有乳钉和草纹，一头扁
　　　　　　平有刃，另一头有凹进的深槽，可插
　　　　　　入木把，并有固定木把的圆孔。

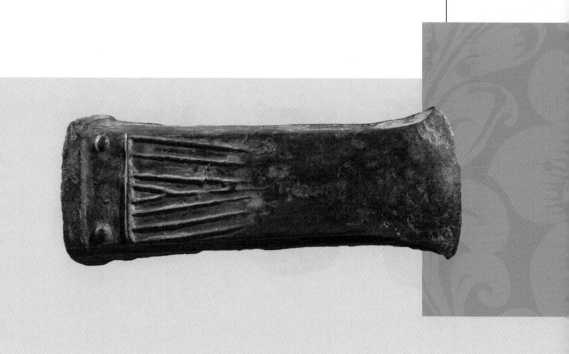

铜锛、铜钩镰（一组）

【所属时期】战国时期。

【材　　质】青铜质。

【规　　格】长 13～9cm，宽 5～16cm，厚 2.3cm。

【类　　别】采药工具。

【形态描述】一头扁平有刃，另一头有凹进的深槽，
　　　　　　可插入木把，有固定木把的圆孔。

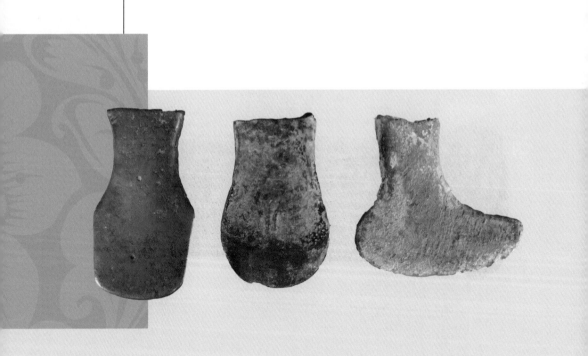

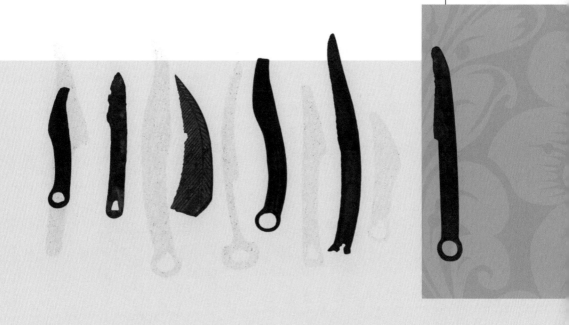

铜刀（一组）

【所属时期】战国。

【材　　质】青铜质。

【规　　格】长 12cm 左右，宽 1.5cm 左右，厚 0.3cm
左右。

【类　　别】切削药工具。

【形态描述】青铜质，有柄有刃，一侧有环。其中
一个为齿状，并带有纹饰。

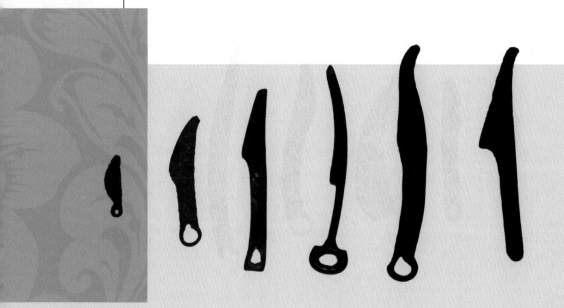

铜刀（一组）

【所属时期】战国。

【材　　质】青铜质。

【规　　格】长 12cm 左右，宽 1.5cm 左右，厚 0.3cm
　　　　　　左右。

【类　　别】采药工具。

【形态描述】青铜质，有柄有刃，一侧有环。

第二章

早期的汤剂煎制器具

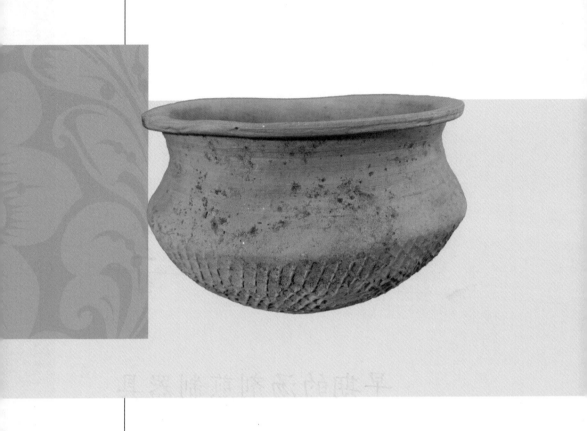

陶　釜

【所属时期】新石器时代。

【材　　质】红陶。

【规　　格】口径 34cm，高 19cm。

【类　　别】煮药工具。

【形态描述】敞口，圆唇，圆底，腹下有绳纹。为
　　　　　　生活用具，亦可用于烹煮药材。

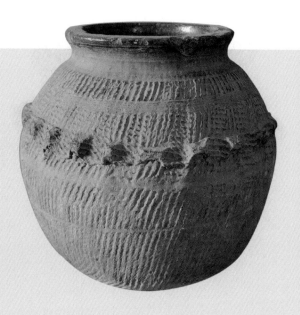
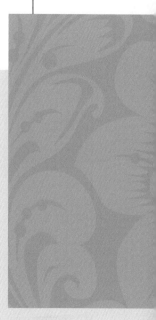

陶　罐

【所属时期】商代。

【材　　质】灰陶质。

【规　　格】口径 14cm，高 28cm。

【类　　别】煮药器具。

【形态描述】圆唇，圆腹底，器身有九层横竖纹饰，
肩部有一圈"三角"样乳钉装饰。为
生活用具，也用于烹煮药材。

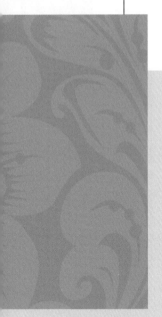
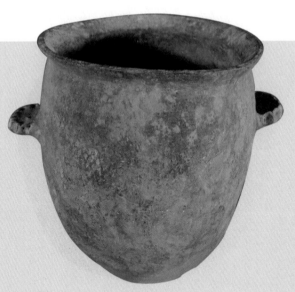

陶　罐

【所属时期】商代。

【材　　质】灰陶质。

【规　　格】口径 20cm，高 34cm。

【类　　别】煮药工具。

【形态描述】直口，圆底，高器身，两侧有两个手
柄，可用于端提。为生活用具，也用
于烹煮药材。

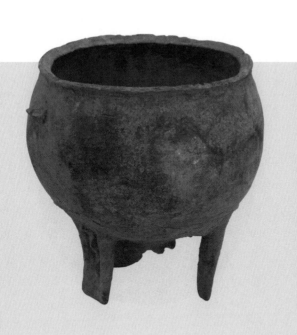
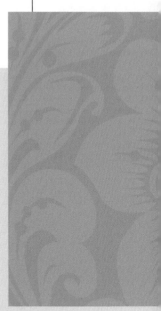

陶 鬲

【所属时期】商代。

【材　　质】陶质。

【规　　格】口径 24cm，深 28cm，高 36cm。

【类　　别】蒸煮、煎药工具。

【形态描述】敞口，圆腹底。有三足，足外侧有竖
波浪纹装饰。器身两侧各有手柄用于
端提。为生活用工具，也用于烹煮
药材。

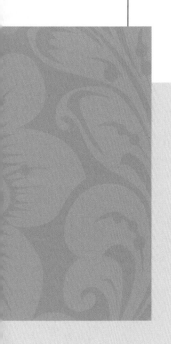

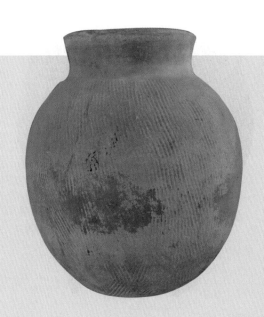

陶　罐

【所属时期】商代。

【材　　质】灰陶质。

【规　　格】口径 14cm，高 39cm。

【类　　别】蒸煮、煎药工具。

【形态描述】直口，圆底，器身有竖斜条纹。为生
活用具，也用于烹煮药材。

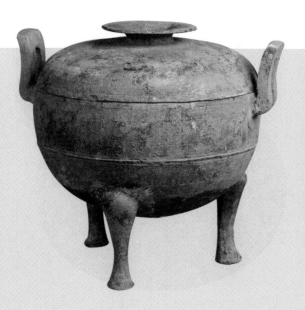
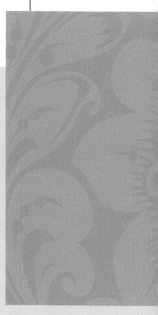

青铜鼎

【所属时期】战国。

【材　　质】青铜质。

【规　　格】腹径 28cm，通高 33cm，足高 13cm。

【类　　别】蒸煮、煎药用具。

【形态描述】子母口，直腹，两侧有直立桥形耳，
　　　　　　圆底，三兽足，有盖，器下刻有精美
　　　　　　纹饰。

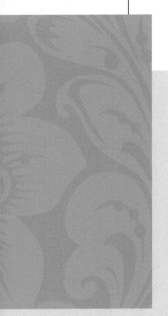
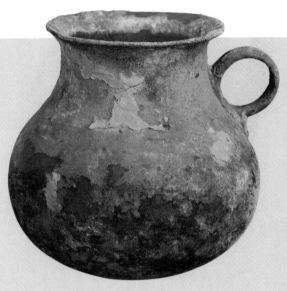

药 也

【所属时期】战国。

【材　　质】青铜质。

【规　　格】口径 16cm，腹径 22cm，高 24cm。

【类　　别】煎药器皿。

【形态描述】敞口，圆腹，圆底，一侧有圆把手。

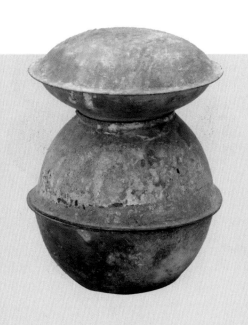
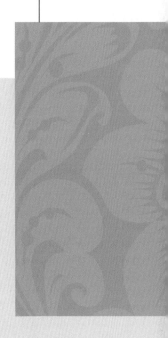

保温器

【所属时期】汉代。

【材　　质】青铜质。

【规　　格】最大直径 16cm，通高 48cm。

【类　　别】保温器具。

【形态描述】器物由三部分组成，底釜为圆腹底，
　　　　　　内有一活动网篦，可存放热水或炭；
　　　　　　中甑为盛储器，可放食物或药品；上
　　　　　　部为盖子。器物自然完整，为生活用
　　　　　　具，可与灶具结合烹煮食物，或为食
　　　　　　物保温。

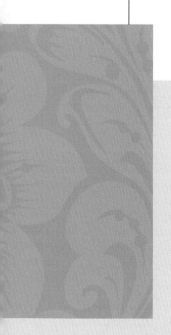

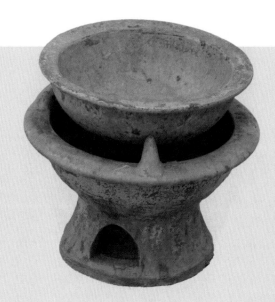

锅　灶

【所属时期】汉代。

【材　　质】绿釉陶瓷。

【规　　格】口径 26cm，总高 28cm。

【类　　别】煮药用具。

【形态描述】下部为灶，内侧有三个支点，将锅支
　　　　　　起。灶下方有一风口，用于通风和输
　　　　　　送燃料。为生活用具，也用来烹煮
　　　　　　药材。

熬药器模型

【所属时期】汉代。

【材　　质】青瓷。

【规　　格】长 20cm，宽 6cm，高 10cm。

【类　　别】模型。

【形态描述】虎头形，两灶头，虎口为出烟口，汉代青瓷，釉面已脱落。为汉代炮制中药器具的模型。

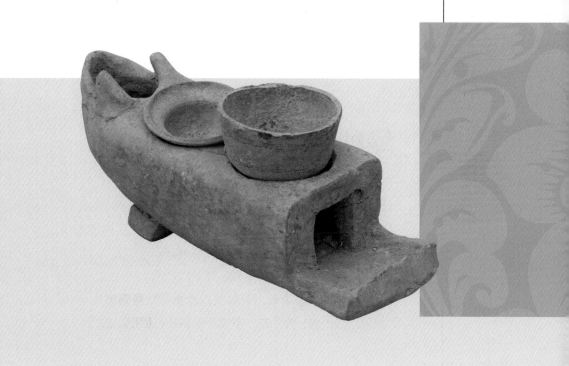

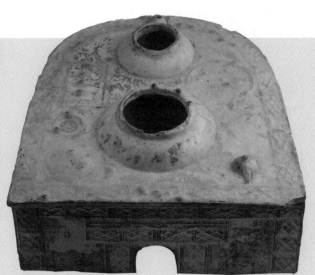

绿釉陶灶

【所属时期】汉代。

【材　　质】绿釉陶质。

【规　　格】长38cm，宽24cm，高16cm。

【类　　别】加热、熬药用具。

【形态描述】半椭圆形，两灶头，灶面和灶身满图
　　　　　　案。为加热、熬制中药的灶台模型。

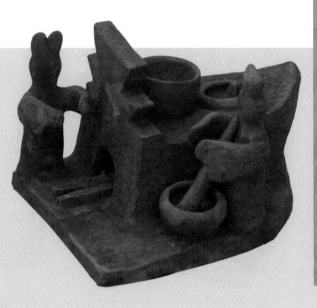
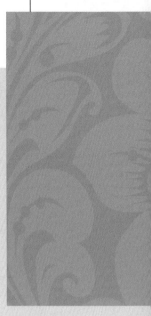

青瓷灶

【所属时期】隋代。

【材　　质】瓷质。

【规　　格】宽 12cm，长 16cm，总高 14cm。

【类　　别】煮药情景瓷塑。

【形态描述】古人烹制食物或药物的场景。船型灶
　　　　　　台，两灶头，灶台上面是锅，灶台前
　　　　　　一人添柴烧火，另一人在执杵捣药。

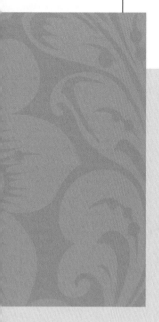
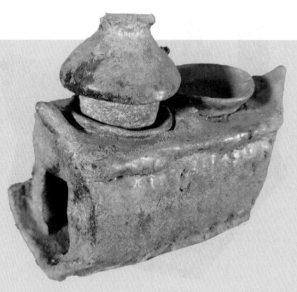

青釉锅灶

【所属时期】唐代。

【材　　质】青釉瓷。

【规　　格】长 16cm，宽 8cm。

【类　　别】煮药用具。

【形态描述】船型灶台，两灶头，灶台上有"仓"形锅在蒸煮。

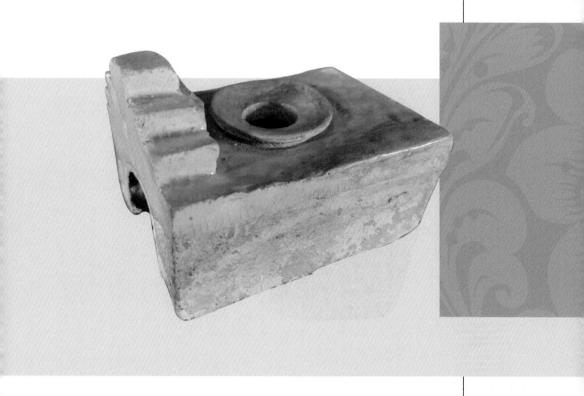

青瓷灶

【所属时期】唐代。

【材　　质】青瓷。

【规　　格】宽 12cm，长 19cm，总高 18cm。

【类　　别】煮药用具模型。

【形态描述】长方形，单灶头，器身施半釉，灶台
下部有风口，用于通风和输送柴料。
为生活用具，也用来烹煮药材。

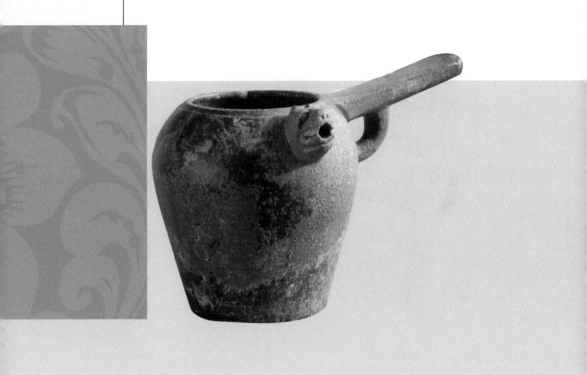

煎药壶

【所属时期】唐代。

【材　　质】石质。

【规　　格】口径 7.5cm，腹径 12cm，底径 8cm；
腹深 10.5cm；高 15cm；手柄长 9.5cm。

【类　　别】煎药工具。

【形态描述】由整石雕琢、磨制而成，平底圆肩，
腹上端有虎嘴型流，手柄与壶身连结
处的下端有一石环，起连接和支撑
作用。

药　锅

【所属时期】宋代。

【材　　质】青铜质。

【规　　格】直径61cm，深22cm。

【类　　别】熬药器具。

【形态描述】敞口，圆唇，圆底，口沿下有四个月
　　　　　　芽形耳。为生活用具，也用于煎制
　　　　　　药材。

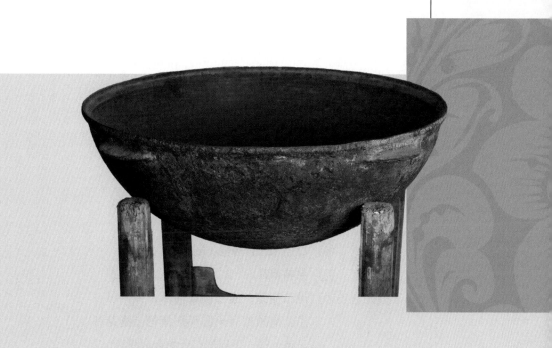

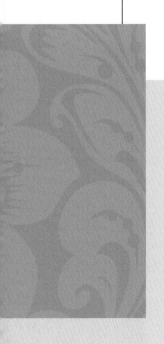

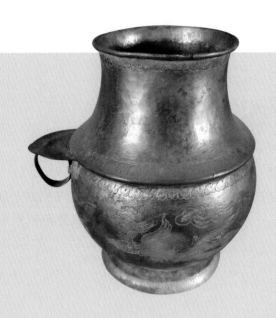

银 壶

【所属时期】辽代。

【材　　质】银质。

【规　　格】口径3cm，腹径17cm，高28cm。

【类　　别】煮药用具。

【形态描述】敞口粗颈，腹部圆鼓而深，并伸出一
　　　　　　沿。肩颈部有一圆环形握柄。器身有
　　　　　　三道云纹，下部刻有云龙云凤纹饰。

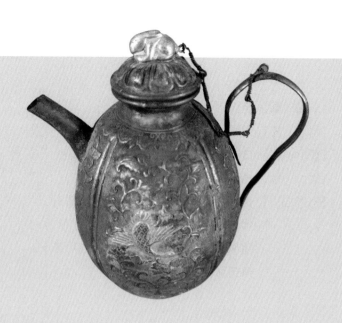
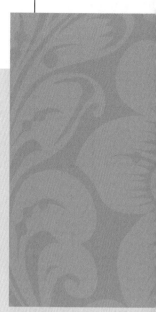

银 壶

【所属时期】辽代。

【材　　质】银质。

【规　　格】口径 13cm，腹径 17cm，高 28cm。

【类　　别】煮药用具。

【形态描述】鼓腹，平底，肩部壶嘴与壶口同高，器身以模冲出的四组飞鸟团花为主体纹饰。壶盖有莲花纹，上方有一金兔形钮。把手与盖间有银链连接。为生活用具，也用来烹煮、加热药材。

铜 壶

【所属时期】明代。

【材　　质】铜质。

【规　　格】口径 4cm，腹径 15cm，高 29cm。

【类　　别】煮药用具。

【形态描述】直口，鼓腹，平底，带盖，腹部有一
水流，耳形壶把。器身錾刻有花鸟、
团凤等花纹。为生活用具，也用来烹
煮药材。

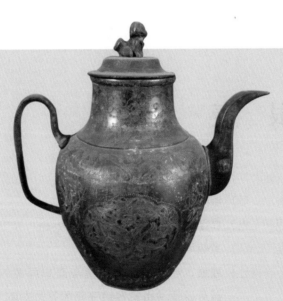

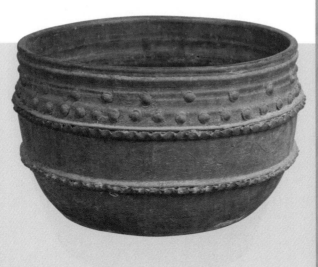
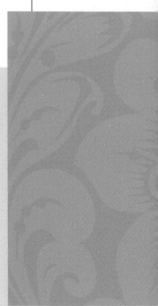

黑陶砂锅

【所属时期】 明代。

【材　　质】 夹沙黑陶质。

【规　　格】 口径 42cm，底径 22cm，高 24cm。

【类　　别】 熬药器皿。

【形态描述】 直口，直腹，圆底，器底有两排突起
弦纹，中间有刻花纹饰；口沿下侧有
两排乳钉形装饰。为专用熬制膏药
砂锅。

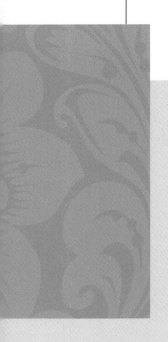
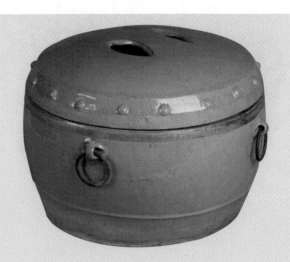

绿釉砂锅

【所属时期】清代。

【材　　质】瓷质。

【规　　格】腹直径 58cm，高 40cm。

【类　　别】熬药器皿。

【形态描述】子母口，斜腹，平底，有盖，施半绿
釉。器身腹上侧有四个兽头形铺首，
配铁环。盖子周边有一圈乳钉装饰，
盖顶有双菱形镂空孔。为专用熬制膏
药锅。

炼丹炉

【所属时期】清代。

【材　　质】合金质。

【规　　格】高 51.5cm，口径 38.5cm。

【类　　别】制药工具。

【形态描述】盘口，深腹，三兽足，荷叶形风口，炉身有套环拉手，器身有花草纹饰。

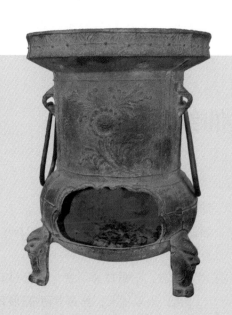

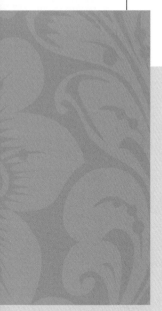
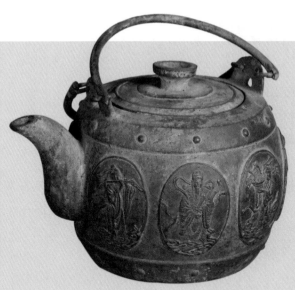

八仙纹煎药壶

【所属时期】清代。

【材　　质】金属。

【规　　格】口径 8cm，底径 14cm，高 22cm。

【类　　别】煎药工具。

【形态描述】带盖，子母口，平底，上腹部有一水
　　　　　　流，有双提梁，器身有两排乳钉装饰，
　　　　　　中间有开窗八仙人物造型。

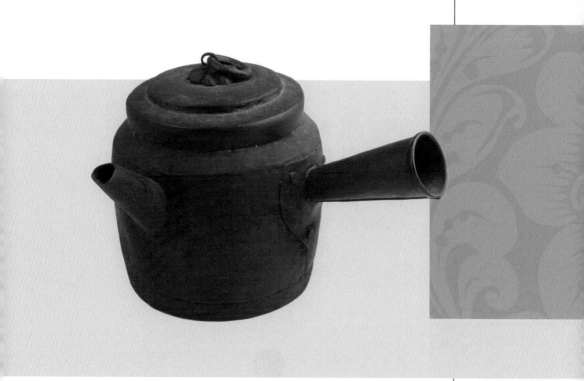

煎药壶

【所属时期】清代。

【材　　质】铜质。

【规　　格】高 24cm，口径 16cm；壶把长 10cm；
壶嘴 6cm。

【类　　别】熬药器具。

【形态描述】直口，溜肩，直腹，腹上有铸流。直
柄与腹以盾形片连接，连接处有三铆
钉，配盖。

温药壶

【所属时期】清代。

【材　　质】红铜质。

【规　　格】口径 7cm，腹径 17cm，底径 9cm。

【类　　别】煎药、温药工具。

【形态描述】圆口，溜颈肩，下腹收，有盖，壶嘴
　　　　　　有一定弯曲弧度，手柄如人耳形，壶
　　　　　　底部有加热口。

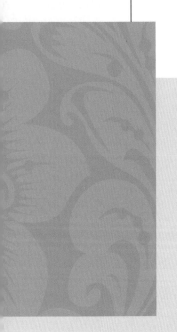

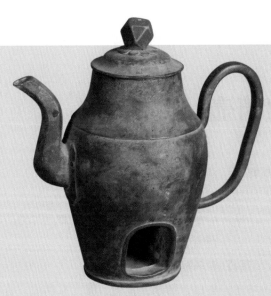

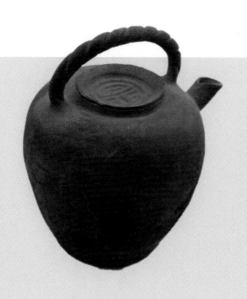
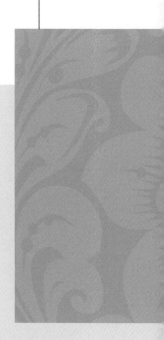

熬药砂锅

【所属时期】民国。

【材　　质】陶质。

【规　　格】口径 4cm，腹径 22cm，高 26cm。

【类　　别】煎药器皿。

【形态描述】砂锅受热均匀，传热缓慢，煎药时水
　　　　　　分不容易蒸发，古人煎药多用砂锅。

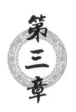

第三章

最早的药酒制作器具

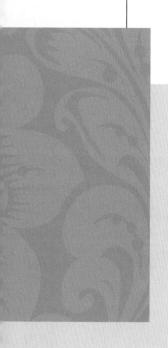
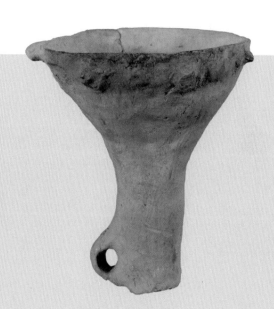

彩陶漏斗

【所属时期】新石器时代。

【材　　质】红陶。

【规　　格】上口径 13cm，下口径 2cm，高 16cm。

【类　　别】制酒器具。

【形态描述】敞口呈喇叭形，外口沿有一圈乳头样
装饰；口流处有一圆形手把。器身有
彩绘痕迹。为生活用具，也用于过滤
酒液。

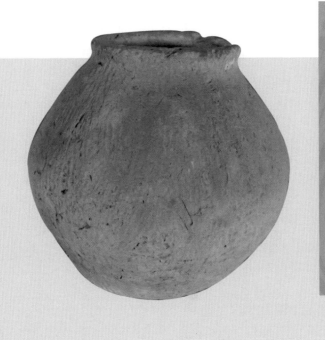

陶　罐

【所属时期】商代。

【材　　质】灰陶质。

【规　　格】口径14cm，底部13cm，高30cm。

【类　　别】煮酒器具。

【形态描述】直口，圆底，器身有绳纹，胎体厚重。
　　　　　　为生活用具，也用于制酒。

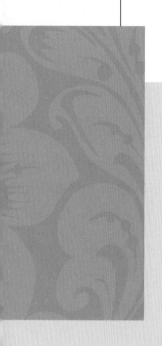

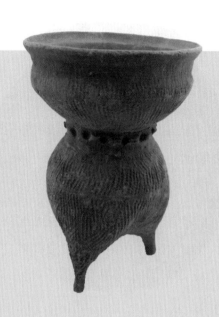

陶 鬲

【所属时期】商代。

【材　　质】灰陶质。

【规　　格】口径22cm，高34cm。

【类　　别】煮酒器具。

【形态描述】器身分为两部分，上部为敞开口沿的
无底甑；下部为无耳空足的鬲，中间
贯通。器身满绳纹。为生活用具，亦
用于制酒。

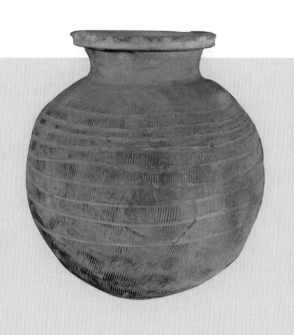
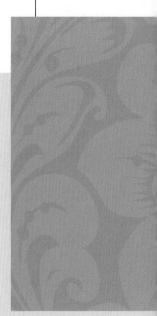

陶　罐

【所属时期】商代。

【材　　质】灰陶质。

【规　　格】口径 14cm，高 39cm。

【类　　别】煮药器具。

【形态描述】敞口，直经，圆腹，圆底，器身有 13
　　　　　　道竖绳纹，胎体厚重。为生活用具，
　　　　　　也用于盛酒。

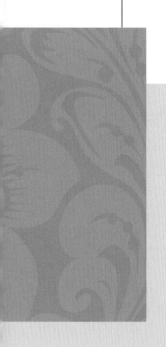

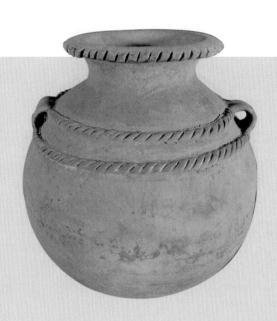

陶　罐

【所属时期】商代。

【材　　质】白陶质。

【规　　格】口径 14cm，高 36cm。

【类　　别】煮药工具。

【形态描述】敞口，弧径，圆腹。口沿外有一圈装饰纹。肩部有两道绳纹，两侧有耳并连接绳纹。为生活用具，也用于烹煮、盛酒。

陶 爵

【所属时期】商代。

【材　　质】黑陶质。

【规　　格】口宽 12cm，通高 24cm。

【类　　别】盛酒器具。

【形态描述】上为直口，口沿处有半圆形流。下部
　　　　　　呈空足陶鬲状，一侧有执柄，为酒器。
　　　　　　因"爵"与加官晋爵之"爵"音同，
　　　　　　自古受人喜爱。

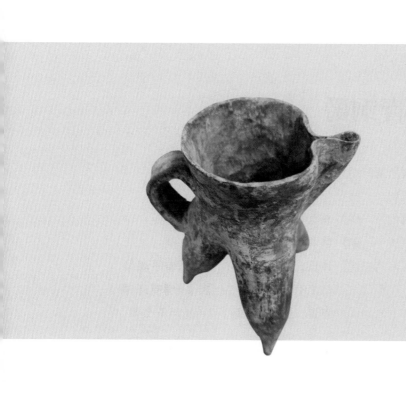

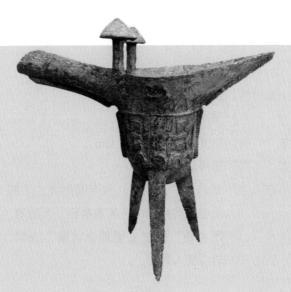

青铜爵

【所属时期】商代。

【材　　质】青铜质。

【规　　格】总宽 23cm，通高 26cm。

【类　　别】盛酒器具。

【形态描述】体圆，有流，有尾，三棱锥形高足，
　　　　　　口上有两蘑菇形柱，腹上一侧有一兽
　　　　　　首鋬，器身满纹饰。

陶　罐

【所属时期】战国。

【材　　质】黑陶质。

【规　　格】口径 12cm，高 36cm。

【类　　别】烹煮器具。

【形态描述】直口，大腹，圆底。器身有五层弦纹，
肩部有两耳可用于穿带。为生活用具，
也用于制酒。

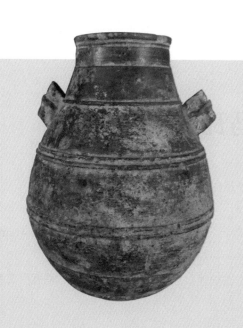

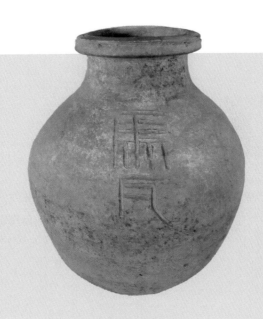

马瓦陶罐

【所属时期】战国。

【材　　质】灰陶质。

【规　　格】口径 17cm，底部 13cm，高 41cm。

【类　　别】盛酒器具。

【形态描述】盘口，圆底，器身有"马瓦"二字。

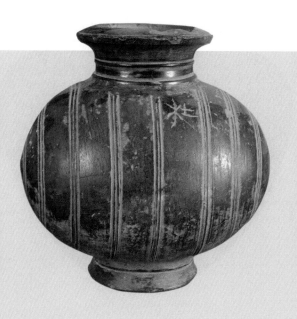
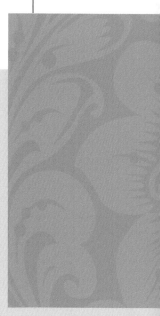

茧形壶

【所属时期】战国。

【材　　质】灰陶质。

【规　　格】口径 12cm，底径 9cm，高 24cm。

【类　　别】盛酒器具。

【形态描述】侈口，口沿外翻，短径，腹为茧形，
　　　　　　圈足，腹部有七道竖条形纹。器身表
　　　　　　面光洁，为酒器。

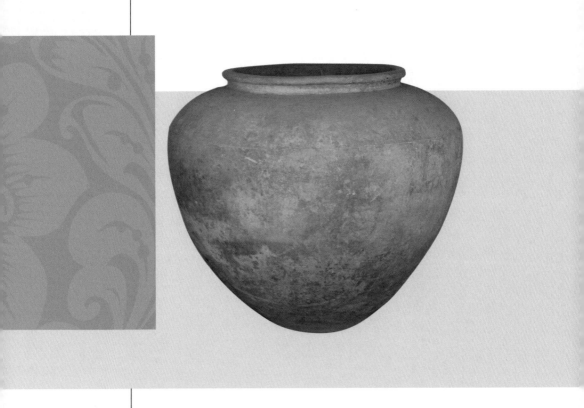

陶　瓮

【所属时期】战国。

【材　　质】灰陶质。

【规　　格】口径 60cm，腹径 120cm，高 126cm。

【类　　别】盛酒器具。

【形态描述】敞口，圆唇，高肩，略尖底，器身有
　　　　　　绳纹。为生活用具，也用于盛酒。

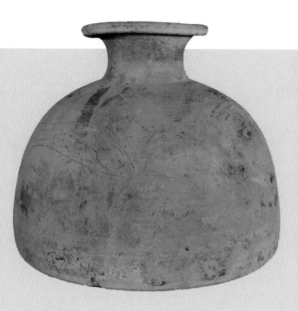

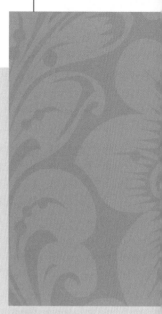

平底陶瓶

【所属时期】汉代。

【材　　质】灰陶质。

【规　　格】口径 14cm，底部 36cm，高 36cm。

【类　　别】盛酒器具。

【形态描述】敞口，圆唇，细颈，平底，器身呈马
　　　　　　蹄形，刻有鱼、鹿纹，并有三道弦纹。
　　　　　　为生活用具，也用于盛酒。

青铜坊

【所属时期】战国。

【材　　质】铜质。

【规　　格】口径 11cm，腹宽 24cm，通高 46cm。

【类　　别】盛酒容器。

【形态描述】器体方正，敞口，略束径，溜肩，鼓腹；圈足。盖面上鼓，有四兽钮。腹部两侧各一衔环铺首。为战国时典型酒器。

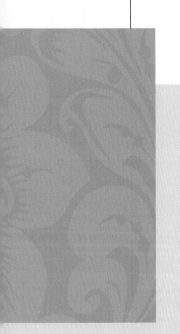
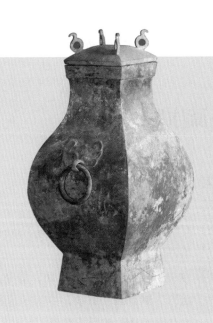

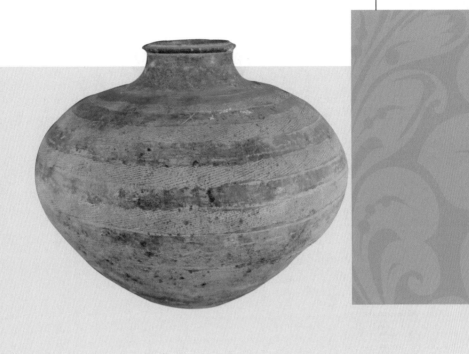

陶　罐

【所属时期】汉代。

【材　　质】灰陶质。

【规　　格】口径 8cm，腹径 60cm，高 36cm。

【类　　别】制酒器具。

【形态描述】直口，圆唇，大腹，圆底，器身有八
　　　　　　道绳纹。为生活用具，也用于制酒。

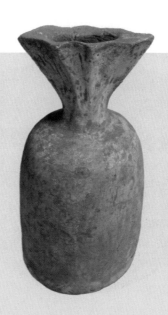

燕尾瓶

【所属时期】汉代。

【材　　质】灰陶质。

【规　　格】口径 8cm，底部 13cm，高 26cm。

【类　　别】盛酒器具。

【形态描述】颈呈燕尾式，平口，圆柱腹，平底。

药酒勺

【所属时期】汉代。

【材　　质】灰陶质。

【规　　格】口径 2cm，长 30cm，高 6cm。

【类　　别】酒具。

【形态描述】呈鼓槌状，圆柄，锤头中空。为制酒时使用的勺具。

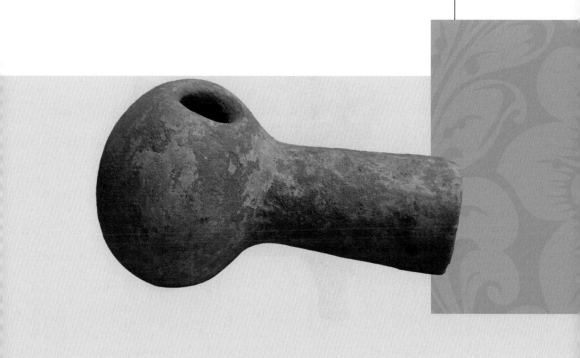

过滤器

【所属时期】汉代。

【材　　质】绿釉陶瓷。

【规　　格】直径20cm，高26cm。

【类　　别】炮制、过滤用具。

【形态描述】呈双层三足盘状。上盘立于下盘中，有三兽首，盘中间有七孔用于过滤；下层盘有三兽足。为专用过滤药具。

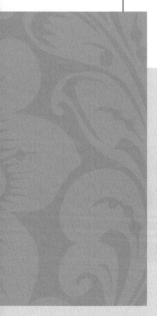

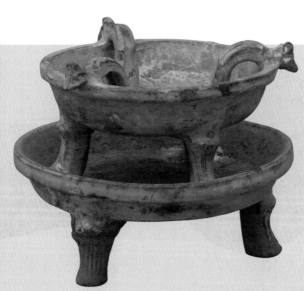

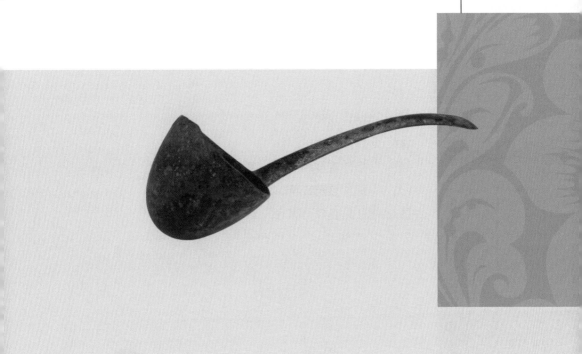

青铜药勺

【所属时期】战国。

【材　　质】青铜。

【规　　格】勺口径 6cm，深 8cm，手柄 24cm。

【类　　别】制药工具。

【形态描述】直口，圆底，长手柄。手柄有铭文
　　　　　　"吉羊"二字。

陶药勺

【所属时期】汉代。

【材　　质】陶质。

【规　　格】直径约 15cm，手柄长 11cm。

【类　·　别】盛药工具。

【形态描述】直口，圆底，呈苹果形，立柄。

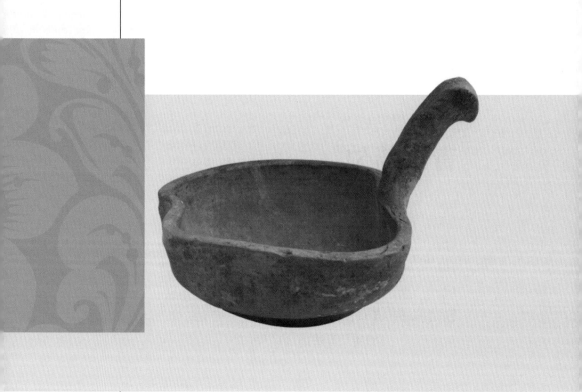

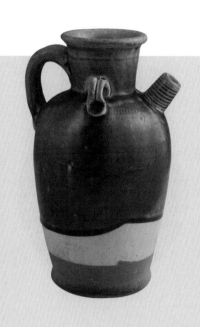
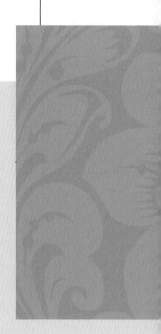

执 壶

【所属时期】唐代。

【材　　质】黄釉陶瓷质。

【规　　格】高 36cm，口径 9cm。

【类　　别】盛水容器。

【形态描述】广口，圆唇，平底，肩部有双象耳，
　　　　　　螺旋纹短流，把柄从颈部连接到肩部。

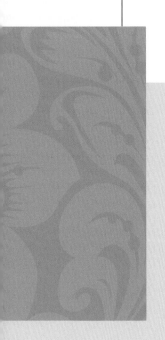

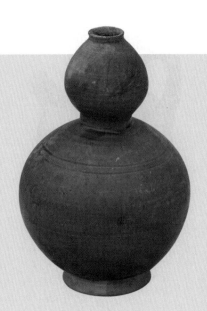

黄釉葫芦瓶

【所属时期】唐代。

【材　　质】黄釉陶质。

【规　　格】通高30cm，口径2.5cm，上腹径8cm，
下腹径18cm，底径10cm。

【类　　别】容器。

【形态描述】直口，平底，器身呈葫芦形。为葫芦
形药瓶。

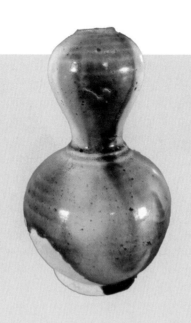
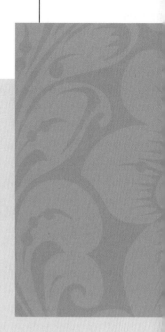

三彩葫芦瓶

【所属时期】唐代。

【材　　质】陶质。

【规　　格】口径 1.5cm，高 24cm。

【类　　别】盛酒器具。

【形态描述】平口，平底，呈葫芦形。器身施黄、
　　　　　　绿、白三彩。

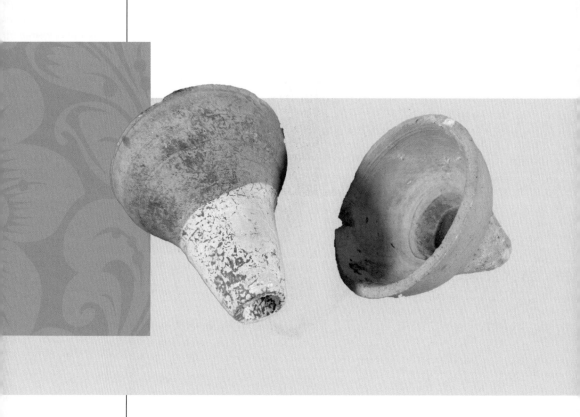

瓷漏勺

【所属时期】宋代。

【材　　质】陶瓷。

【规　　格】大口径 17cm，小口径 2cm，高 24cm。

【类　　别】制酒工具。

【形态描述】呈漏勺状，器身施半釉（釉已脱落），
　　　　　　使用时将小口插入酒瓶中。

"内府"酒坛

【所属时期】宋代。

【材　　质】瓷质。

【规　　格】口径28cm，腹径60cm，底径38cm，高60cm。

【类　　别】贮酒容器。

【形态描述】直口，圆唇，平底，半肩。器身施黑色釉，肩部有白釉"内府"二字。为宋代官窑贮酒器。

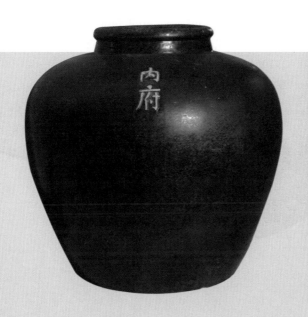
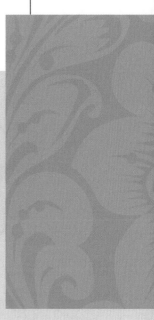

银耳杯

【所属时期】辽代。

【材　　质】银质。

【规　　格】口径 13cm，底部 6cm，通高 4cm。

【类　　别】酒具。

【形态描述】圆形，圆唇，圆底，一侧有月牙形
　　　　　　錾耳。

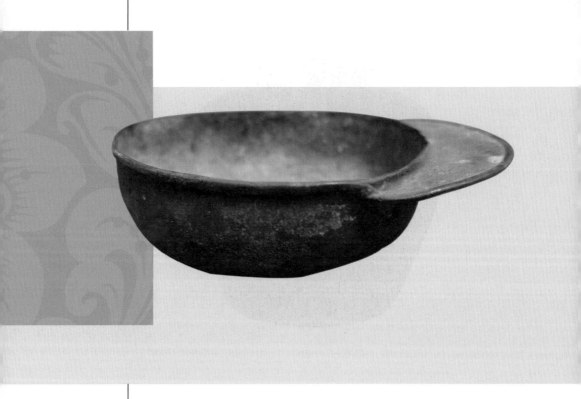

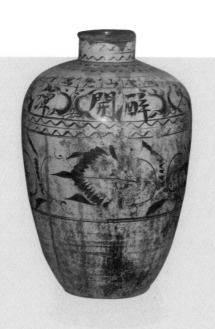
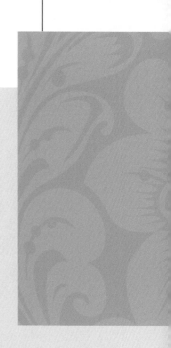

药酒坛

【所属时期】明代。

【材　　质】陶瓷质。

【规　　格】口径 18cm，高 66cm，肩部宽 45cm，底径 32cm。

【类　　别】盛药工具。

【形态描述】炮制药酒所用酒坛，肩部有铭文"开坛十里香，隔壁三家醉"，形容该药酒品质优良。

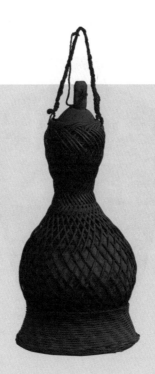

药酒葫芦

【所属时期】清代。

【材　　质】葫芦、竹质。

【规　　格】口径 2cm，底径 16cm，通高 40cm。

【类　　别】盛酒工具。

【形态描述】中间为药酒葫芦，葫芦外有竹编外衣。

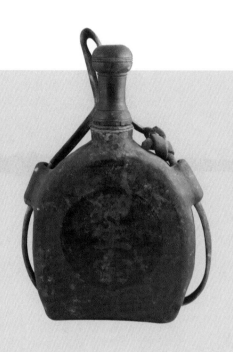

药酒壶

【所属时期】民国。

【材　　质】金属、兽皮。

【规　　格】腹宽23cm，通高38cm，底长15cm，
底宽8cm。

【类　　别】盛装药酒。

【形态描述】正反两面都有"御生堂"的字样，壶
的里面是锡制的，外面包了一层兽皮。
两侧有贯耳穿带。

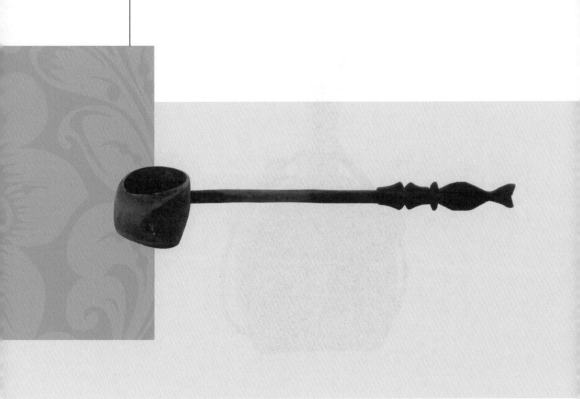

竹酒勺

【所属时期】民国。

【材　　质】竹、木质。

【规　　格】口径 7cm，高 9cm，柄长 32cm。

【类　　别】制酒工具。

【形态描述】勺为竹制，柄为木制，手柄处有菱形
雕饰。

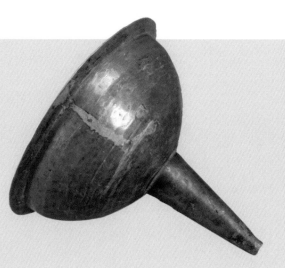
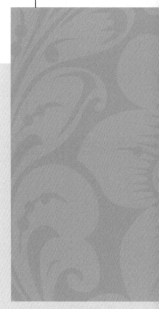

铜漏勺

【所属时期】清代。

【材　　质】红铜质。

【规　　格】大口径 17cm，小口径 2cm，高 24cm。

【类　　别】制酒工具。

【形态描述】呈漏勺状，使用时将小口插入酒瓶中。

第四章

中药丸散膏丹制作器具

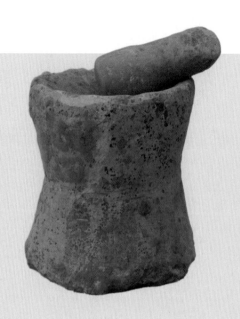

药 臼

【所属时期】新石器时代。

【材　　质】石质。

【规　　格】口径9cm，底径11cm，高18cm；杵
　　　　　　长11cm。

【类　　别】研磨、碾药工具。

【形态描述】由尖硬石块雕琢而成。立式束腰，呈
　　　　　　鼓状。上端凹进为臼，平底，有杵。

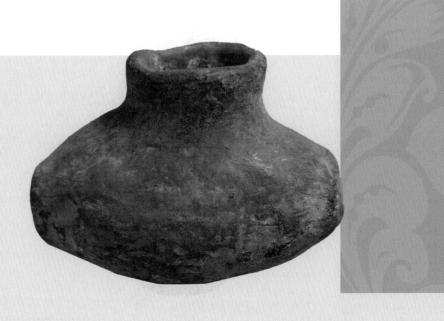

陶 篓

【所属时期】战国。

【材　　质】陶质。

【规　　格】口径 3cm，宽 12cm，高 6cm。

【类　　别】药具。

【形态描述】直口，圆底，呈篓状。

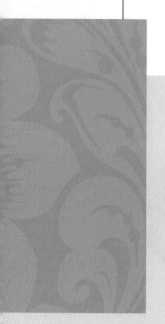
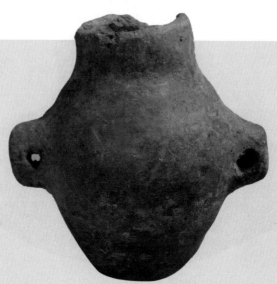

陶药罐

【所属时期】战国。

【材　　质】灰陶质。

【规　　格】口径 3cm，高 16cm。

【类　　别】药具。

【形态描述】直口，圆腹，圆底，两边有耳。

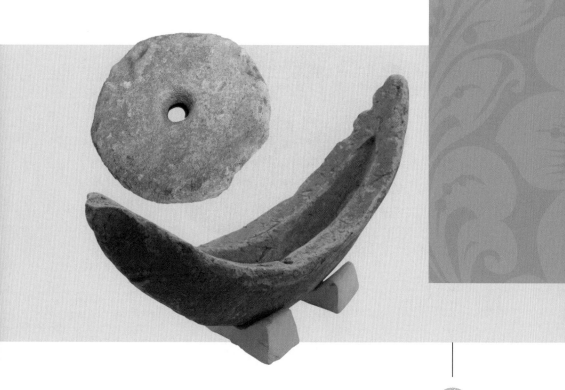

陶药碾

【所属时期】商代。

【材　　质】陶质。

【规　　格】碾长 36cm，宽 10cm，高 18cm；轮直径 14cm。

【类　　别】碾药工具。

【形态描述】月牙船形，中间有凹槽，弧形尖底。另有石碾轮。

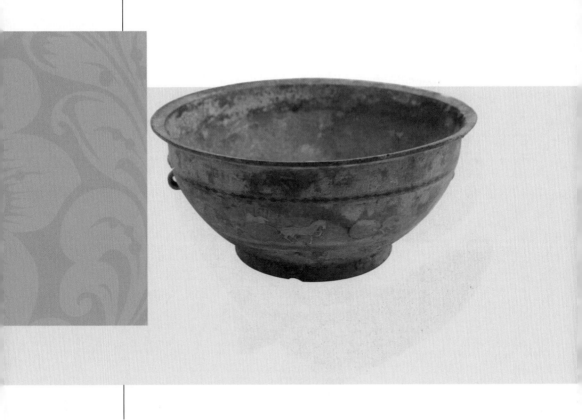

药 釜

【所属时期】战国。

【材　　质】青铜质。

【规　　格】口径 26cm，底径 12cm，深 14cm。

【类　　别】煮药器具。

【形态描述】广口，圈足，两侧有耳，口沿下外表
　　　　　　面刻有三层精美草虫图案纹饰。

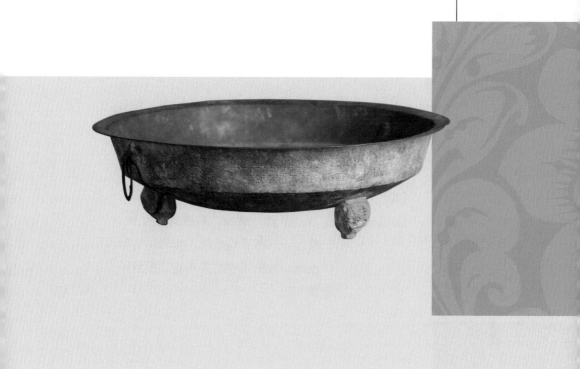

医工铜盆

【所属时期】战国。

【材　　质】青铜质。

【规　　格】口径 38cm，高 16cm。

【类　　别】洗具，制药器具。

【形态描述】敞口，外折沿，双环对耳，三兽足。
　　　　　　器身满回纹。专门用来蒸煮药物或用
　　　　　　来消毒的器皿。

素面礁壶

【所属时期】东汉早期。

【材　　质】青铜。

【规　　格】口径 8cm，直径 26cm，手柄 20cm。

【类　　别】制药用具。

【形态描述】直口，平唇，矮颈，扁腹饰粗弦纹，
　　　　　　三兽足。肩部置鸟首流，腹部装方管
　　　　　　状直柄。为生活中的实用器，多用于
　　　　　　煎煮中药。

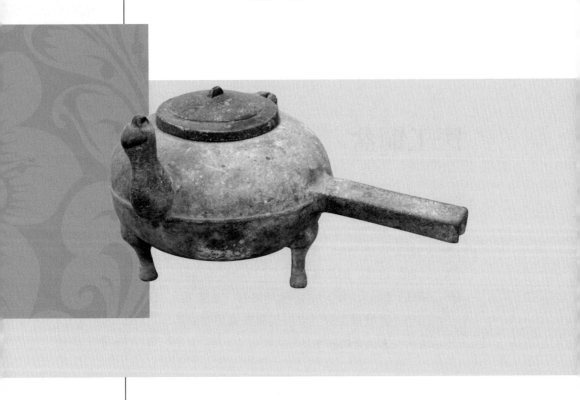

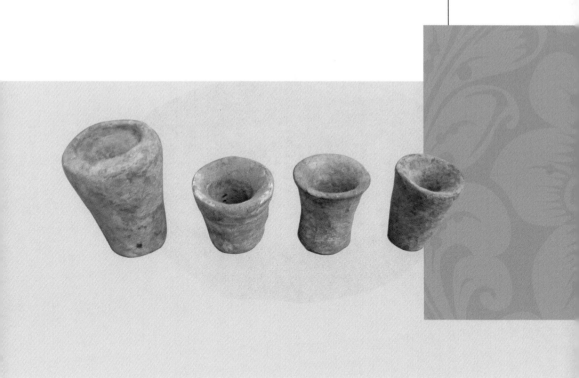

陶药量（一组）

【所属时期】汉代。

【材　　质】灰陶质。

【规　　格】口径 4 ～ 6cm，底部 3 ～ 5cm，高
　　　　　　6 ～ 12cm。

【类　　别】药品量具。

【形态描述】呈杯状，足部厚重。

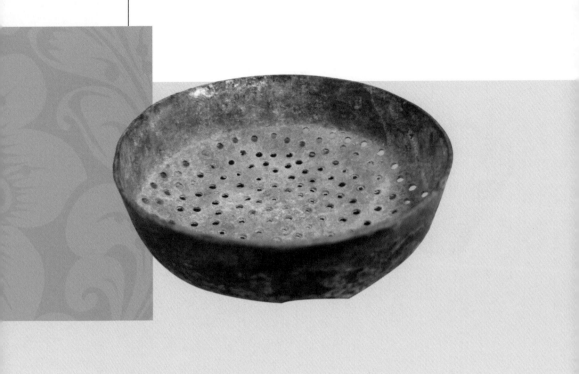

铜药筛

【所属时期】汉代。

【材　　质】黄铜质。

【规　　格】直径14cm，深4cm。

【类　　别】净化、分离工具。

【形态描述】敞口，圆唇，圆底，底有网眼。用于
　　　　　　净化、过滤药材。

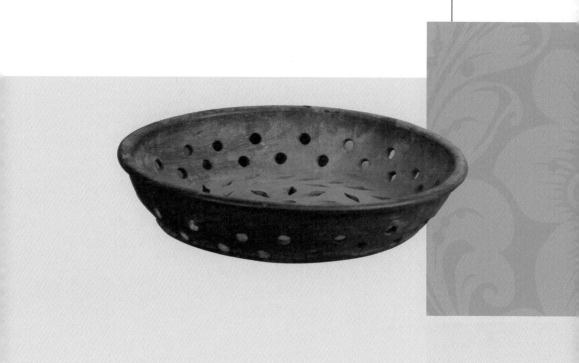

陶药筛

【所属时期】汉代。

【材　　质】黑陶质。

【规　　格】直径 31cm，深 13cm。

【类　　别】过滤、净化中药材。

【形态描述】敞口，平底，呈筛子状。腰部有圆形
　　　　　　漏孔，底部有菱形孔。

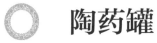

陶药罐

【所属时期】汉代。

【材　　质】灰陶质。

【规　　格】口径 8cm，深 10cm，底径 4cm。

【类　　别】盛药器皿。

【形态描述】直口，大腹，圆底，器表有彩绘，上
　　　　　　有馒头形盖子。

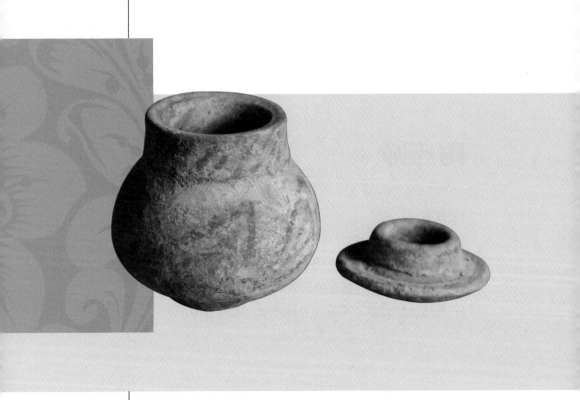

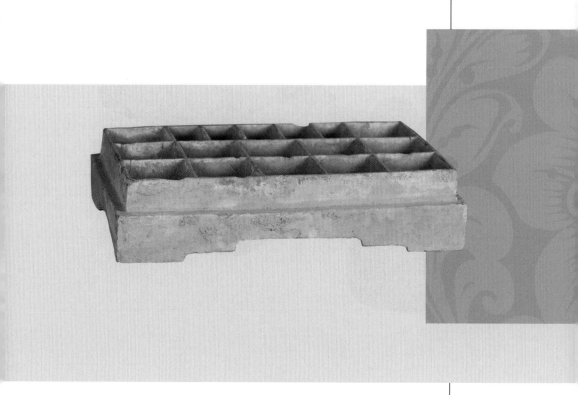

陶药格

【所属时期】汉代。

【材　　质】灰陶质。

【规　　格】长 40cm，宽 19cm，高 7cm。

【类　　别】分类容器。

【形态描述】呈长方形，下为拱形底座，上面分成
　　　　　　17 个格用于药材的分类等。

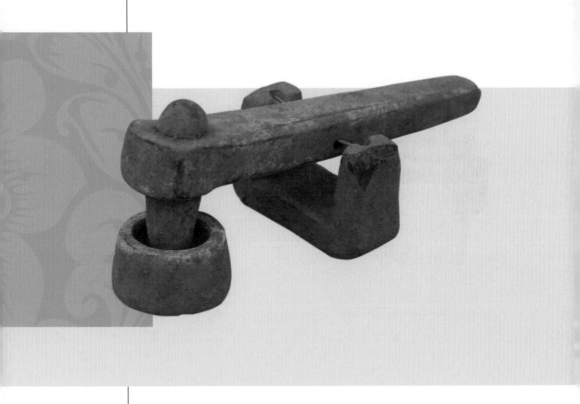

捣药模型

【所属时期】汉代。

【材　　质】灰陶质。

【规　　格】长 21cm，宽 10cm，高 8cm。

【类　　别】模型。

【形态描述】由臼、杵、架三部分组成，杵柄中间
　　　　　　有一孔，作支撑的轴心。为捣药器
　　　　　　模型。

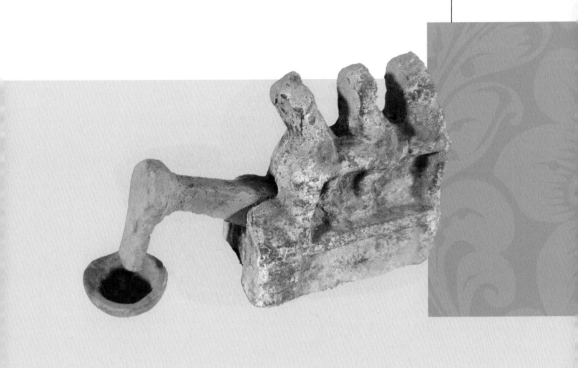

捣药模型

【所属时期】汉代。

【材　　质】灰陶质。

【规　　格】长 18cm，高 15cm。

【类　　别】捣药模型。

【形态描述】陶塑为三人在碓粮。碓也用于加工
　　　　　　药材。

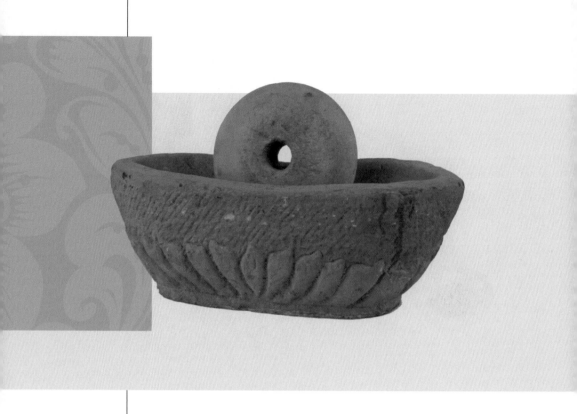

莲花座药碾

【所属时期】唐代。

【材　　质】石质。

【规　　格】碾船长 45cm，宽 16cm，高 16cm；碾
盘直径 18cm。

【类　　别】碾药工具。

【形态描述】呈船形，碾船下部雕有莲花图案，有
碾轮，石质坚硬细腻。

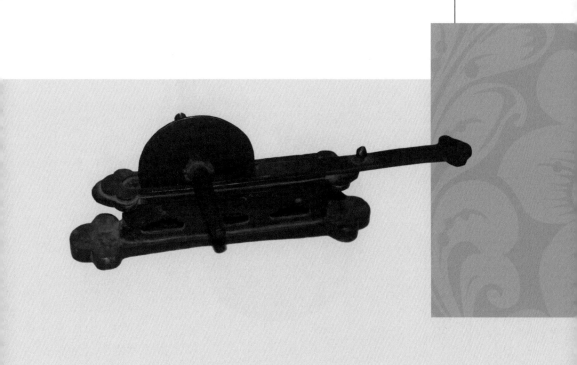

壶门座药碾

【所属时期】宋代。

【材　　质】铜质。

【规　　格】底长26cm，底宽5cm，通高12cm。

【类　　别】碾药工具。

【形态描述】通体长方形，由碾身、槽座、辖板、
碾轮四部分组成。碾槽呈半月弧形，
槽底低于槽座，并有壶门，座口有可
抽动的辖板，不用时能关闭。

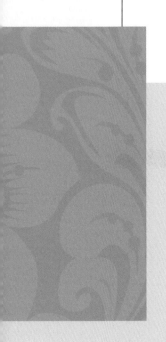
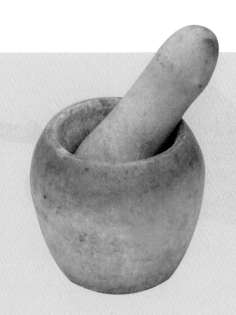

汉白玉药臼

【所属时期】宋代。

【材　　质】石质。

【规　　格】臼口径 12cm，底径 9cm，高 12cm；
杵长 14cm。

【类　　别】捣药工具。

【形态描述】圆口，平底，足部厚重，臼、杵光滑
洁净。

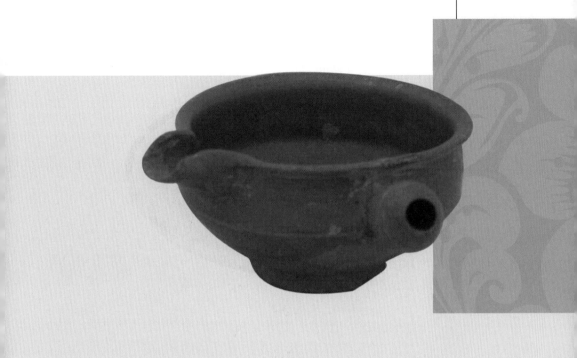

药 流

【所属时期】宋代。

【材　　质】青釉瓷。

【规　　格】口径 25cm，高 18cm，手柄长 6cm。

【类　　别】熬药器皿。

【形态描述】敞口，平底，呈盆状，口沿处有舌形
　　　　　　流口。器身有一空心短手柄，中间可
　　　　　　插入木把。

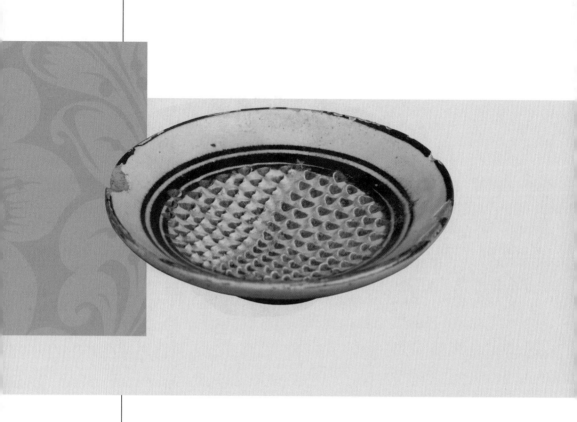

研磨盘

【所属时期】宋代。

【材　　质】陶瓷质。

【规　　格】直径 13.5cm，深 4cm。

【类　　别】研磨器皿。

【形态描述】呈盘状，盘心有鱼鳞状锋利三棱。用
于磨碎根茎类药材。

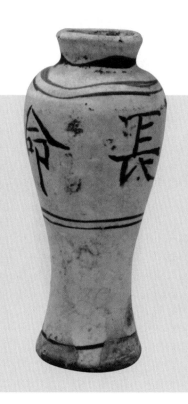

长命富贵瓶

【所属时期】宋代。

【材　　质】磁州窑瓷。

【规　　格】口径 3cm，底部 6cm，高 24cm。

【类　　别】盛药器皿。

【形态描述】呈玉壶春瓶状。器身有白釉褐彩"长命富贵"四字，并有三道装饰纹。为丹药瓶。

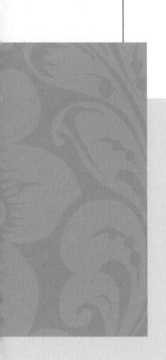
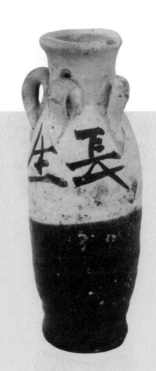

长生不老瓶

【所属时期】宋代。

【材　　质】磁州窑瓷。

【规　　格】口径4cm，底部6cm，高18cm。

【类　　别】盛药器皿。

【形态描述】开口，圆唇，圈底，呈瓶状。口沿下
　　　　　　有四耳，器身上部为白釉，下部为褐
　　　　　　釉，书有"长生不老"四字。为丹
　　　　　　药瓶。

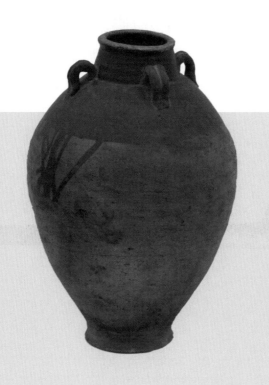
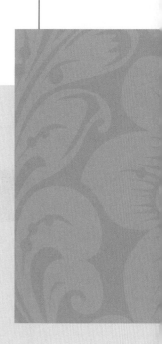

药 瓶

【所属时期】宋代。

【材　　质】磁州窑瓷。

【规　　格】口径 6cm，底部 8cm，高 42cm。

【类　　别】盛药器皿。

【形态描述】呈瓶状，大肚小口，器身施半釉，书
　　　　　　有"张三公家造"，肩部有四系。

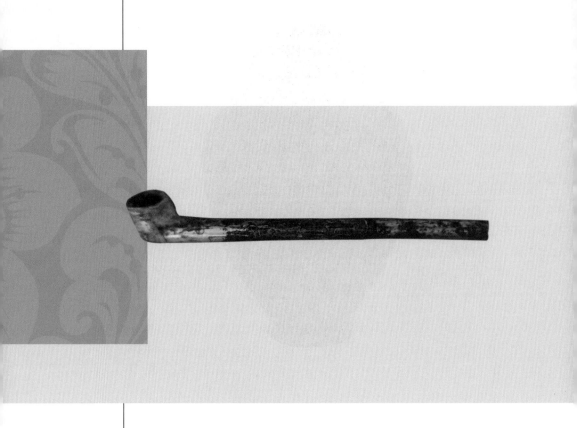

药　匙

【所属时期】辽代。

【材　　质】青铜。

【规　　格】口径 1cm，长 14cm。

【类　　别】量药器皿。

【形态描述】表层镏金，呈烟袋形，杆儿为实心，
器身有精美图案。为量药器，宫廷
用品。

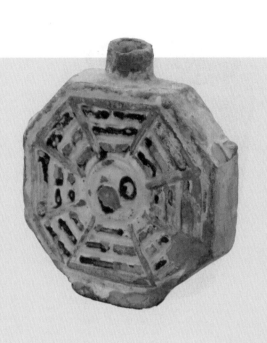

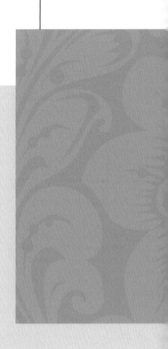

八卦药瓶

【所属时期】 金代。

【材　　质】 陶瓷。

【规　　格】 口径2cm，底部3cm×6cm，瓶口高
2.5cm，通高25cm。

【类　　别】 盛药器皿。

【形态描述】 绿釉褐彩，呈八角形，器身雕有八卦
纹饰，为药瓶。

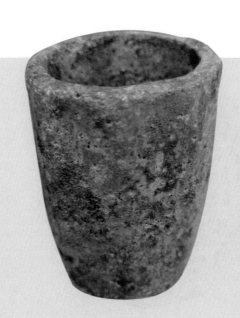

坩 埚

【所属时期】金代。

【材　　质】夹砂陶质。

【规　　格】内口径 6cm，高 15cm。

【类　　别】炼丹器皿。

【形态描述】直口，圆底，器身呈八棱形。专用于
烧制丹药。

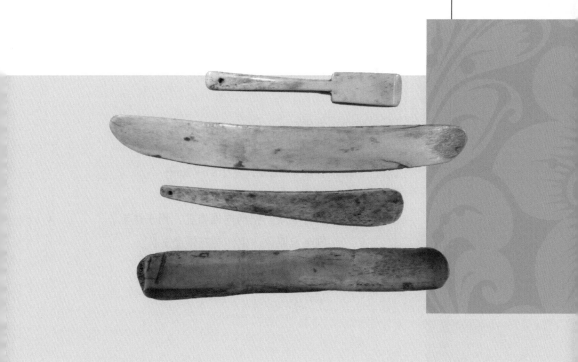

骨药板（一组）

【所属时期】金代。

【材　　质】兽骨。

【规　　格】长 10～18cm，宽 1.5～3cm。

【类　　别】制药工具。

【形态描述】中药炮制中使用兽骨制作的工具，可
以避免药物与金属等工具的化学反应。

刷 具

【所属时期】金代。

【材　　质】骨制。

【规　　格】长 8 ～ 22cm，宽 1.5 ～ 2cm。

【类　　别】制药工具。

【形态描述】兽骨制成，把柄前端有孔，用于植毛，
　　　　　　刷毛已脱落。用作制药辅助工具。

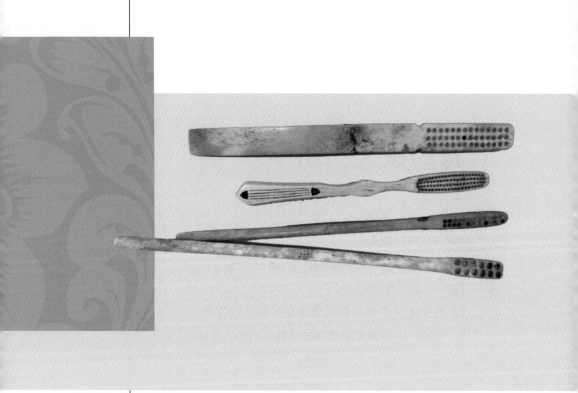

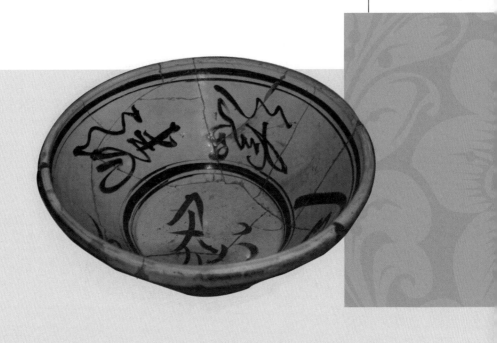

药　盆

【所属时期】元代。

【材　　质】磁州窑瓷。

【规　　格】口径 60cm，底部 25cm，高 22cm。

【类　　别】制药工具。

【形态描述】开口，圆唇，圈底。器身施白釉褐彩，
盆内侧有"道德清静"四字，盆内底
部书有"忍"字。

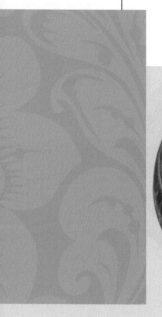

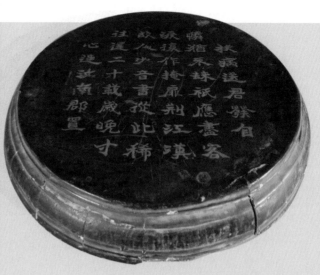

漆　盘

【所属时期】元代。

【材　　质】漆器。

【规　　格】口径 60cm，底部 55cm，高 12cm。

【类　　别】盛药器皿。

【形态描述】药盘底部有后人书写的唐诗《赠韦赞
善别》："扶病送君发，自怜犹不归；
只应尽客泪，复作掩扉荆；江汉故人
少，音书从此稀；往还二十载，岁晚
寸心违。汝南郡置。"

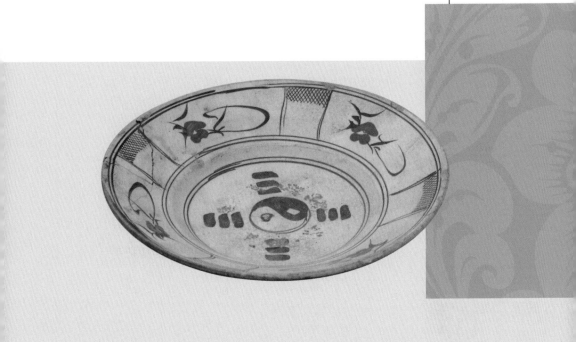

八卦纹冰盘

【所属时期】 明代。

【材　　质】 磁州窑瓷。

【规　　格】 口径 40cm，底径 8cm，高 6cm。

【类　　别】 盛药器皿。

【形态描述】 敞口，圈足，盘内绘有白釉褐彩八卦
　　　　　　及草纹。用于盛夏盛冰以降低室温和
　　　　　　防止药品变质。

青花药碾

【所属时期】清代。

【材　　质】清花瓷质。

【规　　格】碾船长38cm，宽12cm，高10cm；碾
盘直径17cm。

【类　　别】碾药工具。

【形态描述】呈船形，中有凹槽，两板足，器表有
花草纹饰；碾盘中间有用于穿插把手
的圆孔。

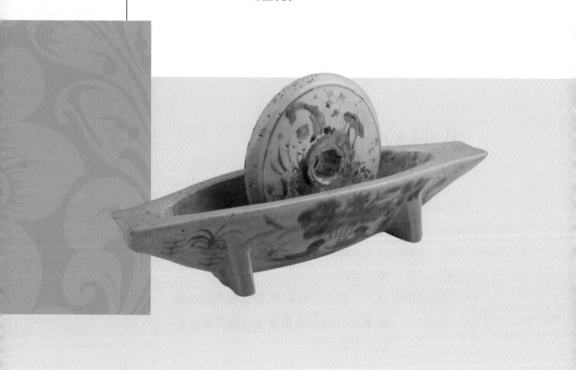

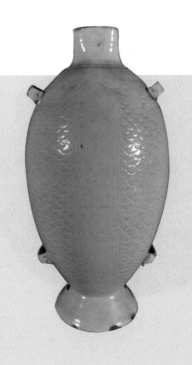
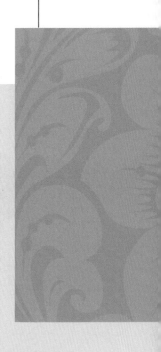

双鱼穿带瓶

【所属时期】明代。

【材　　质】瓷质。

【规　　格】口径 4cm×4cm，底径 7cm，高 43cm。

【类　　别】盛药器皿。

【形态描述】方直口，喇叭形圆座，通身白釉刻双
鱼纹。造型呈双鱼跃起状，鱼头为瓶
口、颈，鱼身为瓶身，鱼尾为瓶足。
瓶身两侧上下各有一长方耳，便于穿
系提携。

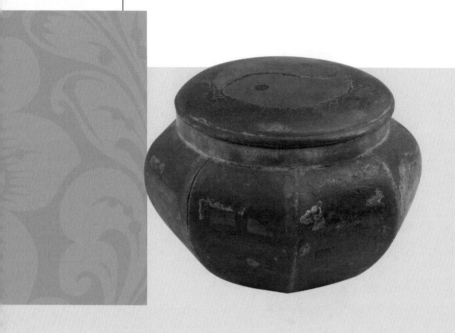

八卦纹药盒

【所属时期】明代。

【材　　质】铜质。

【规　　格】高 16cm，口径 10cm，底径 10cm。

【类　　别】容器。

【形态描述】子母口，八棱形斜腹，平底，有盖。器身有描金八卦纹饰，盖子上绘有描金阴阳鱼纹。

双鱼盆

【所属时期】明代。

【材　　质】铁质。

【规　　格】直径38cm，深20cm。

【类　　别】洗具，煎药器具。

【形态描述】敞口，平底，内侧口沿铸有双鱼花草
　　　　　　纹饰。为盛药、洗药所用。

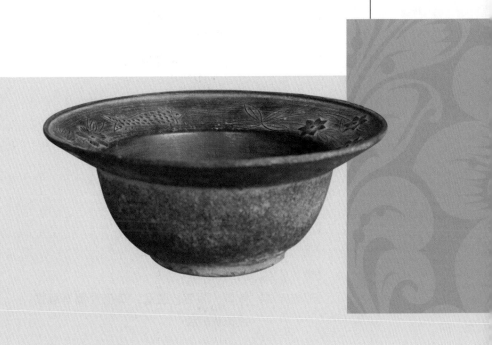

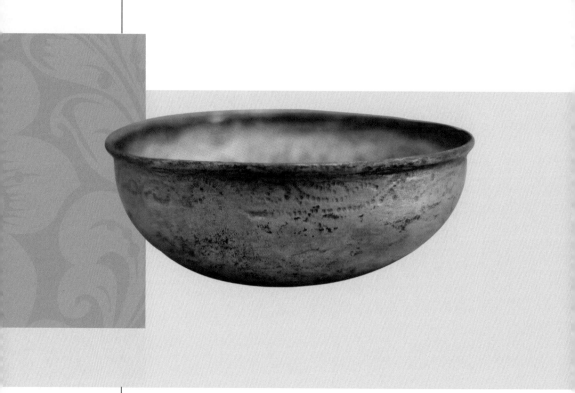

银 盆

【所属时期】明代。

【材　　质】银质。

【规　　格】直径 13cm，高 5cm。

【类　　别】制药工具。

【形态描述】敞口，圆唇，圆底，口沿外侧有缠枝
　　　　　　莲花草刻纹。

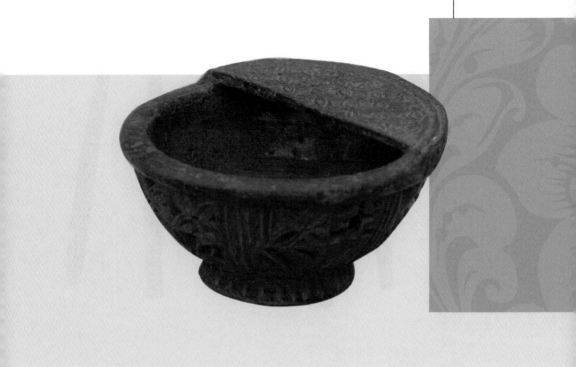

过滤碗

【所属时期】明代。

【材　　质】陶瓷。

【规　　格】口径 20cm，深 12cm。

【类　　别】过滤中药器皿。

【形态描述】敞口，平唇，平底。碗壁较厚，器身
　　　　　　雕刻有镂空花草纹饰，碗口少半侧有
　　　　　　封闭盖子，并留有过滤孔。

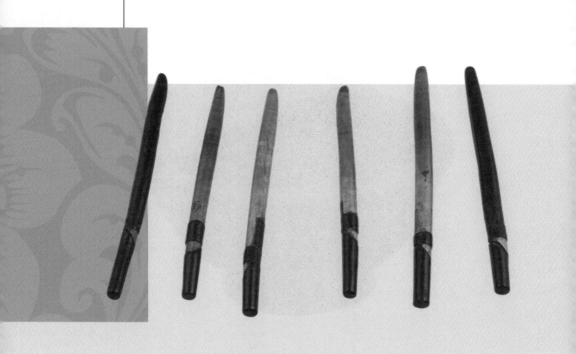

羽翎药管

【所属时期】清代。

【材　　质】羽毛梗。

【规　　格】直径 1cm，长 10～12cm。

【类　　别】盛药包装。

【形态描述】采用大鸟的羽翎制成，主要用于装散
剂，可防潮隔雨。古时远行或征战沙
场的将士随身携带。

金锅铜铲

【所属时期】清代。

【材　　质】铜镏金。

【规　　格】锅口径 36cm，高 16cm，铲长 38cm。

【类　　别】炮制工具。

【形态描述】侈口，斜腹，圆底。锅为铸造，内侧
　　　　　　镏金。铲体厚重，铲头扁平，嵌红木
　　　　　　把手。

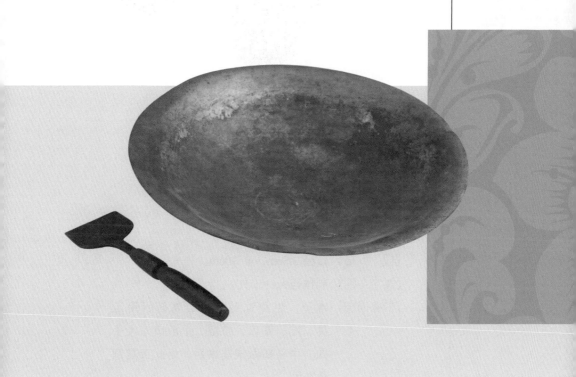

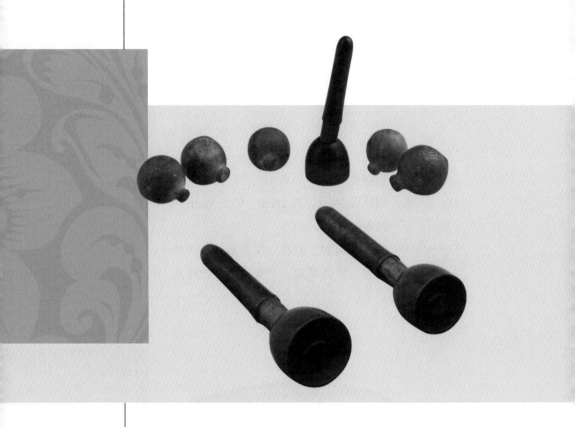

药准子

【所属时期】清代。

【材　　质】木质。

【规　　格】口径 2.5cm，高 10cm。

【类　　别】制作药丸的工具。

【形态描述】准子，也称丸范，加工丸剂所用工
　　　　　　具。准子圆口，中空。手柄串入准子
　　　　　　内。中药粉做成药饼后，用此工具制
　　　　　　作药丸。

药　罐

【所属时期】明代。

【材　　质】磁州窑瓷。

【规　　格】口径 25cm，底部 25cm，高 32cm。

【类　　别】盛药器皿。

【形态描述】白釉褐彩，器身书有唐诗"松下问童
子，言师采药去。只在此山中，云深
不知处。"

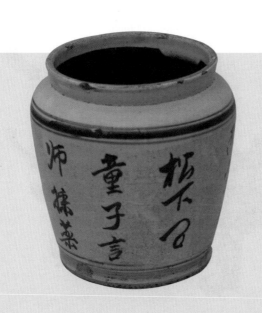

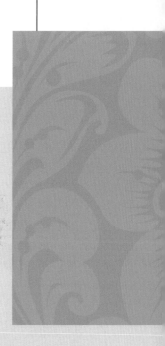

龙头铡刀

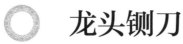

【所属时期】明代。

【材　　质】木、金属制。

【规　　格】长25cm，宽8cm，总高32cm。

【类　　别】加工工具。

【形态描述】铡刀为铁制，木座雕有龙头、龙爪和
翘起的虎尾。为铡药工具。

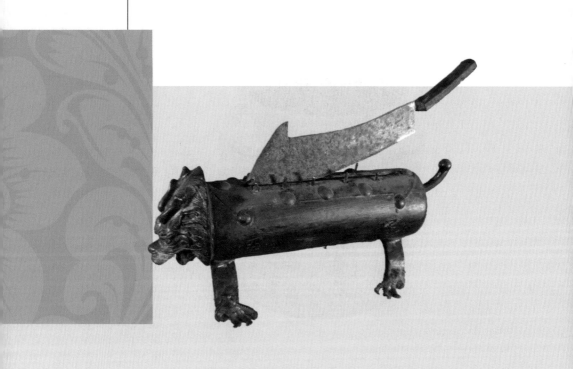

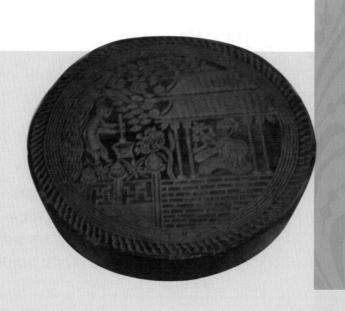

药砖模

【所属时期】清代。

【材　　质】黄杨木质。

【规　　格】直径21cm，厚5cm。

【类　　别】制药工具。

【形态描述】圆形，刻有玉兔捣药图案，中为桂树，右为手持仙草的嫦娥。为将加工好的药品原料制成药砖使用的模子。

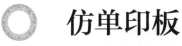 # 仿单印板

【所属时期】清代。

【材　　质】黄杨木质。

【规　　格】长26cm，宽24cm，厚4cm。

【类　　别】印刷工具。

【形态描述】整体方形，上面为梯形，右下切掉一角，雕刻有"海龙追风膏"说明文字。雕刻工整细致，干净利落。为印制药品说明书的印刷书版。右下角为防伪盖章处。

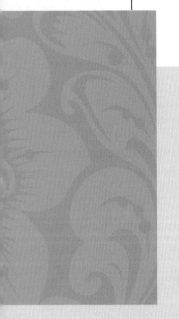

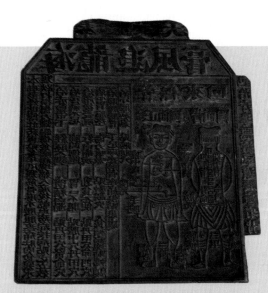

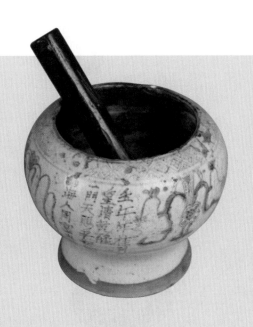
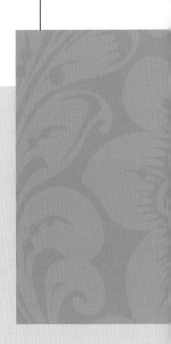

青花药臼

【所属时期】清代。

【材　　质】陶瓷质。

【规　　格】臼口径8cm，腹径14cm，高16cm，
　　　　　　杵长16cm，底径3cm。

【类　　别】捣药工具。

【形态描述】圆口，鼓腹，平底，器身书有吉祥图
　　　　　　案和文字。用于捣研中药。

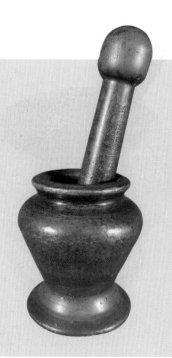

药臼（杵）

【所属时期】清代。

【材　　质】金属。

【规　　格】口径 10cm，高 19cm，杵长 22cm。

【类　　别】捣药工具。

【形态描述】直口，高肩，平底，带杵。古有"断木为杵，掘地为臼"的说法，杵和臼相伴为杵臼。从黄帝、尧、舜时期起，人们便已懂得用臼和杵来舂米和粉碎谷物，同时也开始用之捣药。

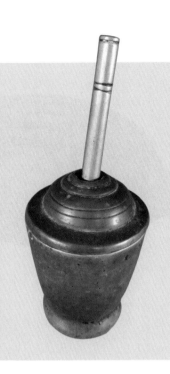

封闭式药臼

【所属时期】清代。

【材　　质】铜质。

【规　　格】口径9cm，底部7cm，高22cm。

【类　　别】捣药工具。

【形态描述】由药臼和封闭的盖子组成。平口，深
　　　　　　腹，呈钵形，饼形足，穹隆形盖，盖
　　　　　　顶有圆孔，用于杵穿过。整器为黄铜
　　　　　　色，用于捣制珍贵药材。

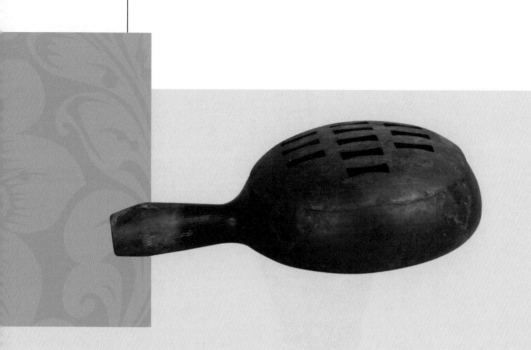

铜漏勺

【所属时期】清代。

【材　　质】铜质。

【规　　格】总长38cm，深6.5cm，柄长10cm。

【类　　别】过滤用具。

【形态描述】底部有长方形孔，在炮制过程中用于
　　　　　　过滤、净化中药。

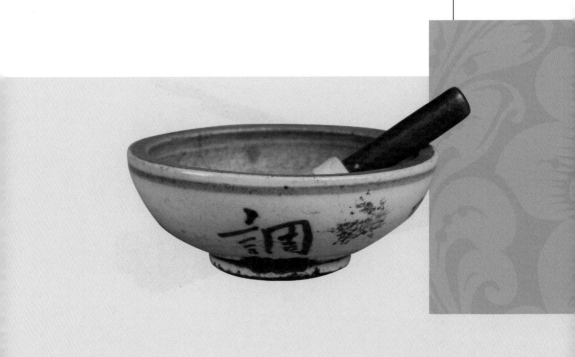

青花研钵

【所属时期】清代。

【材　　质】陶瓷质。

【规　　格】钵直径 14.5cm，深 5.5cm；杵长 20cm。

【类　　别】研磨、碾碎器具。

【形态描述】敞口，平底，器身书有"调和五味"
　　　　　　四字。

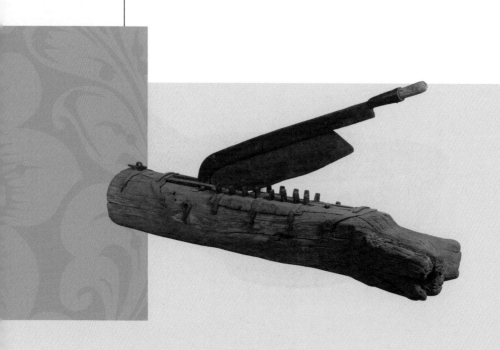

铡　刀

【所属时期】清代。

【材　　质】金属、木质。

【规　　格】长135cm，宽40cm；刀长48cm。

【类　　别】切药器具。

【形态描述】底座为木质，入刀处有铁槽，两侧有
　　　　　　牙状铁钉。为生活用具，也用于切割
　　　　　　草药。

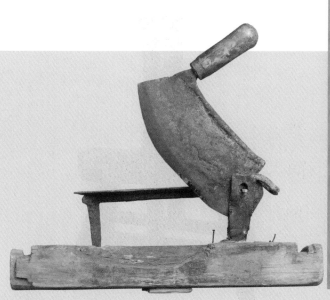
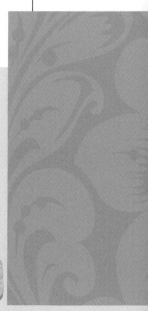

切　刀

【所属时期】清代。

【材　　质】铁质、木质。

【规　　格】切刀长18.5cm，木架通长38cm。

【类　　别】切药工具。

【形态描述】由刀、架、托三部分组成。刀柄朝上，
方便省力；刀架高于底托，便于存积
切下的药材；木托两端有槽，可固定
在桌面使用。

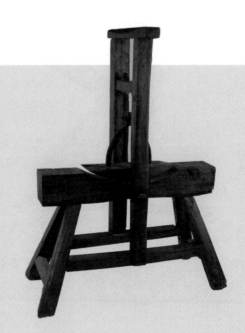

碾药架

【所属时期】清代。

【材　　质】红木质，碾刀处由金属连接。

【规　　格】通高 82cm，长 64cm，宽 13cm。

【类　　别】切药工具。

【形态描述】由碾床和活动碾轮组成。碾轮可左右
　　　　　　摆动，用于碾压带壳的药材。

榨汁机

【所属时期】清代。

【材　　质】红木质。

【规　　格】通长 92cm，宽 20cm，高 44cm。

【类　　别】榨汁工具。

【形态描述】条凳形木床，长把压杆，以杠杆原理
　　　　　　压榨药汁用。

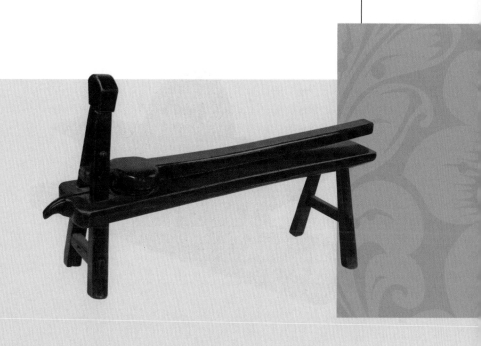

碾　船

【所属时期】清代。

【材　　质】铁质。

【规　　格】碾船长57cm，高22cm，宽13cm；碾
　　　　　　盘直径21cm，厚3cm；手柄长26cm。
　　　　　　有木质底座。

【类　　别】碾药工具。

【形态描述】船形，碾轮中心有轴柄，坚固耐用。

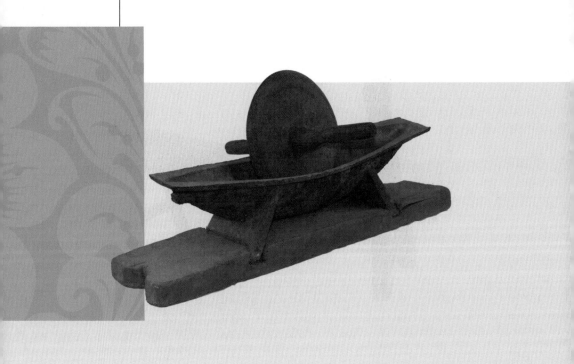

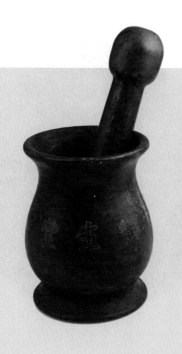
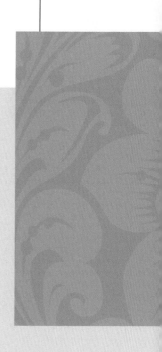

御生堂药臼

【所属时期】清代。

【材　　质】铜质。

【规　　格】药臼口径 14cm，高 26cm，底径 13cm；
杵长 36cm。

【类　　别】捣药工具。

【形态描述】侈口，束颈，鼓腹，腰上刻有"御生
堂"字样，圈足，带杵。

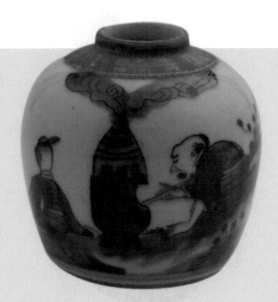

青花药罐

【所属时期】清代。

【材　　质】瓷质。

【规　　格】口径 5cm，底径 12cm，高 14cm。

【类　　别】盛药器皿。

【形态描述】器身绘有"葛洪炼丹"图案，为药罐。

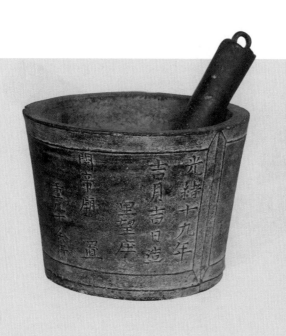

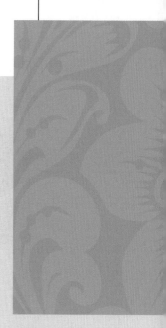

铁药臼

【所属时期】清代。

【材　　质】合金质。

【规　　格】臼口径40cm，底径32cm，高36cm；
杵长52cm。

【类　　别】捣药器具。

【形态描述】敞口，平沿，斜腹，平底，臼重八十
余斤。臼外壁刻有铭文"光绪十九年
吉月吉日造，里望庄关帝庙置重八十
余斤"。带杵。

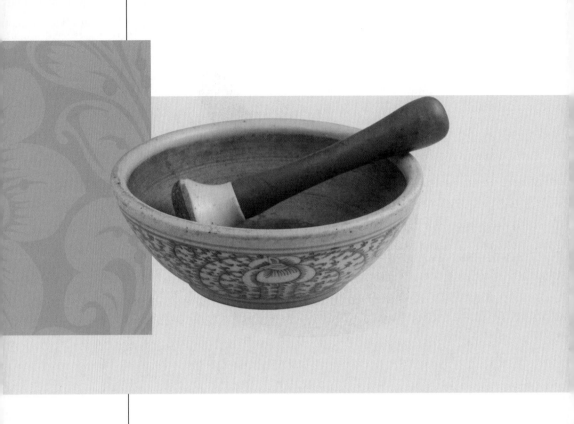

研　钵

【所属时期】清代。

【材　　质】瓷质。

【规　　格】口径49cm，高12cm，底径15cm，杵
长30cm。

【类　　别】研磨器具。

【形态描述】敞口，收腹，平底，带杵，外壁饰青
花缠枝纹。

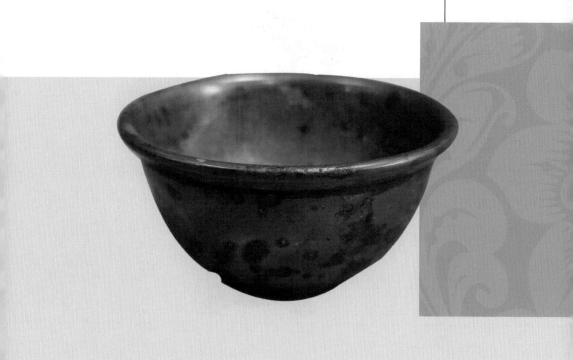

银　碗

【所属时期】清代。

【材　　质】银质。

【规　　格】口径 15cm，底径 5cm，高 12cm。

【类　　别】盛药器皿。

【形态描述】敞口，圆唇，圈足。专用于盛汤药。

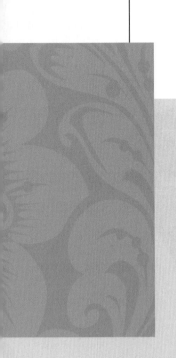
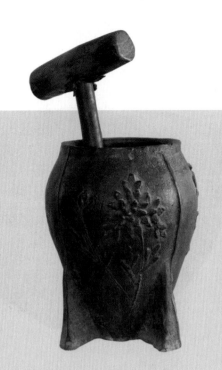

铁药臼

【所属时期】清代。

【材　　质】铁质。

【规　　格】臼口径 12cm，底宽 15cm，高 20cm；
杵高 28cm，手柄 13cm。

【类　　别】捣药器具。

【形态描述】直口，圆腹，四版足，器身有花草纹
饰，一侧铸有"西王"二字。杵柄为
横木把。

碾药机

【所属时期】清代。

【材　　质】金属、木质、铁质。

【规　　格】长 128cm，宽 34cm，高 145cm。

【类　　别】碾药、加工器具。

【形态描述】整件器物由器座、碾船、碾轮组成，
转动轮上方有一块起压垂作用的圆柱
石，可使操作轻便省力。

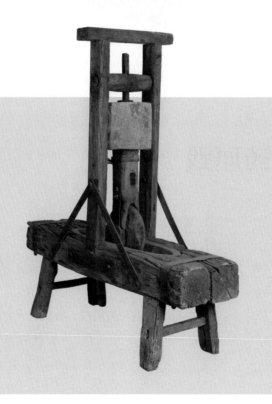
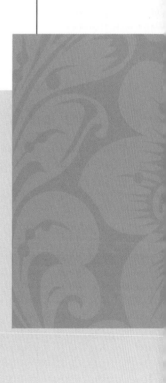

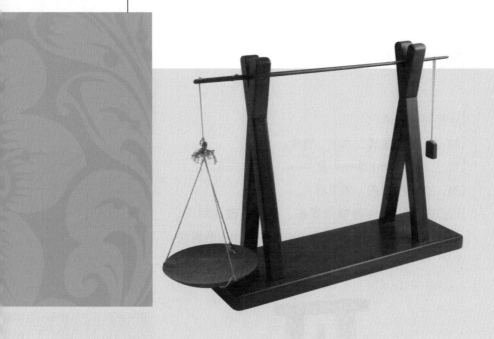

药厘戥

【所属时期】清代。

【材　　质】杆儿为象牙，盘为金属。

【规　　格】戥杆儿长 42cm，戥盘直径 18cm。

【类　　别】称量器具。

【形态描述】衡器，由戥和架组成。戥标为十六两。

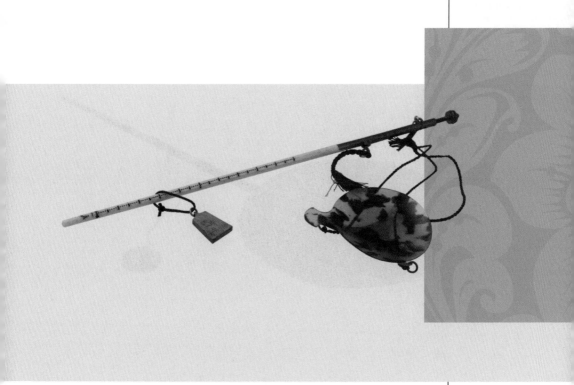

药厘戥

【所属时期】 清代。

【材　　质】 象牙、玳瑁。

【规　　格】 戥杆长 24cm。

【类　　别】 量药器具。

【形态描述】 戥盘为玳瑁制，戥杆为象牙制，戥砣
　　　　　　 为银制。用于称量贵重药材。

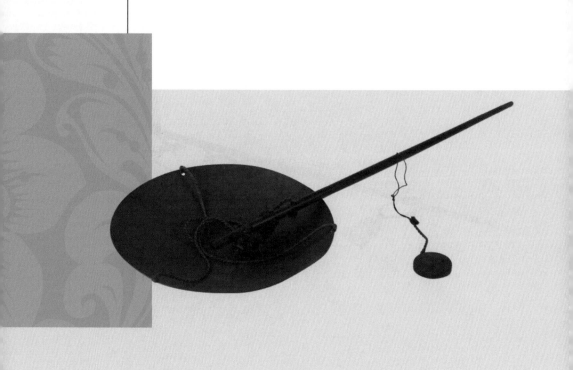

药 称

【所属时期】清代。

【材　　质】杆为木质，盘为金属质。

【规　　格】戥杆儿长43cm；戥盘直径18.5cm。

【类　　别】量药器具。

【形态描述】可在制药过程中用于称量药材。

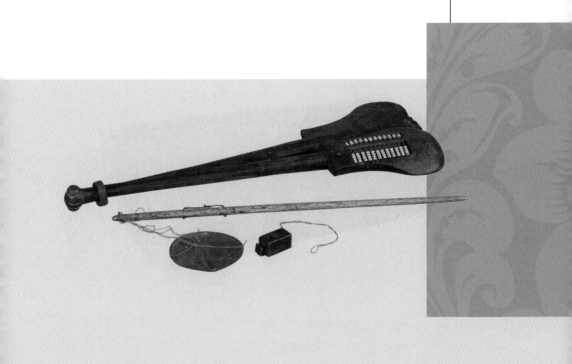

药厘戥

【所属时期】清代。

【材　　质】象牙、金属。

【规　　格】戥杆长 44cm；戥盘直径 9cm。

【类　　别】称量工具。

【形态描述】象牙戥杆，铜盘，银砣，戥盒上配有
　　　　　　一个精美的小算盘，算盘珠为象牙质。

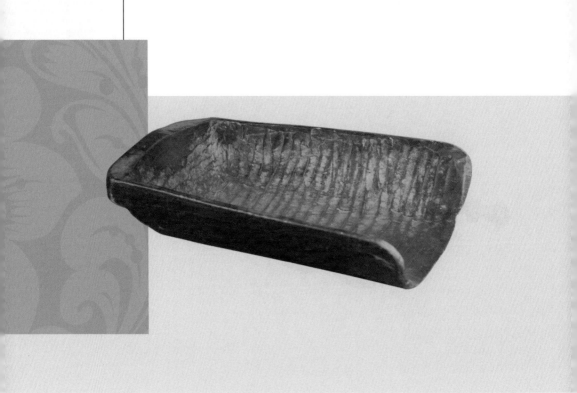

竹簸箕

【所属时期】清代。

【材　　质】竹质。

【规　　格】长 29cm，宽 21cm，深 7cm。

【类　　别】净化、分离、盛药工具。

【形态描述】由粗壮竹子制成，用于净化药材。

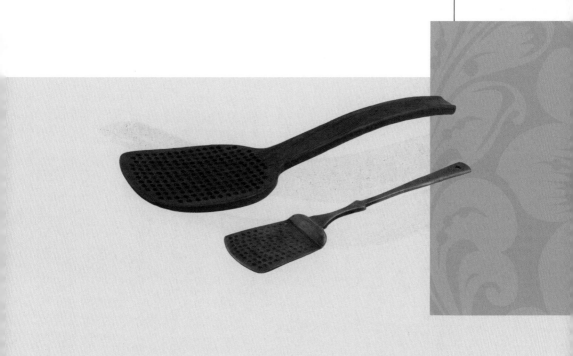

药丸铲

【所属时期】清代。

【材　　质】大的为红木质，小的为黄铜质。

【规　　格】大的长 38cm，小的长 28cm。

【类　　别】数药丸工具。

【形态描述】计数丹丸用器。木铲有 17 排圆洞，合
　　　　　　计 200 个洞孔；铜铲有 10 排圆洞，合
　　　　　　计 100 个洞孔。

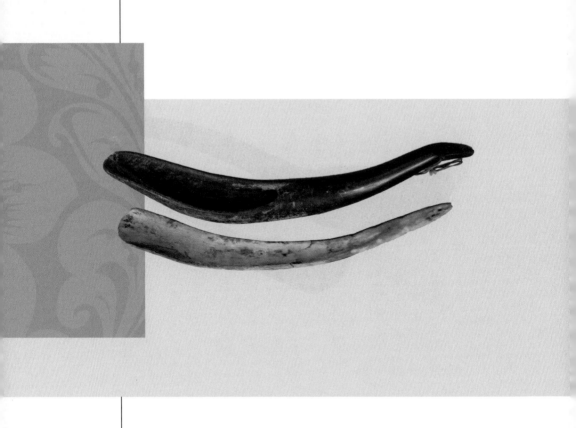

牛角铲

【所属时期】清代。

【材　　质】牛角。

【规　　格】长36cm，宽3cm。

【类　　别】铲药器具。

【形态描述】呈船形，左为铲口，右上翘，有环孔。
为制药过程中盛装散剂、丸剂等的
工具。

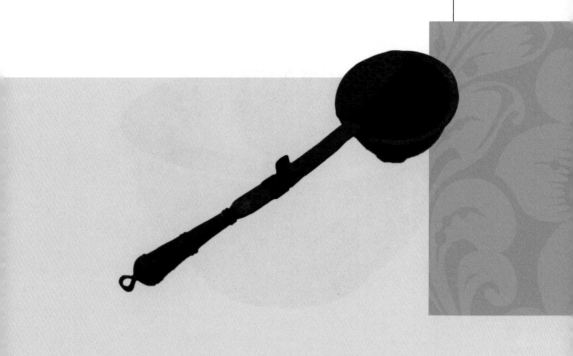

折柄过滤勺

【所属时期】清代。

【材　　质】红铜。

【规　　格】口径 13cm，高 6cm，柄长 28cm。

【类　　别】过滤工具。

【形态描述】直口，圆底，口部有半侧筛网；一侧
　　　　　　沿口沿装有片状直柄，直柄中间可折
　　　　　　叠，手把部为银质带环。为生活中的
　　　　　　实用器，也用于过滤药汁。

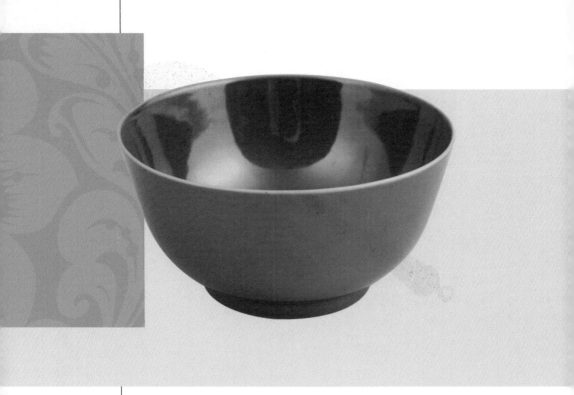

酱釉碗

【所属时期】 清代。

【材　　质】 瓷质。

【规　　格】 口径 14cm，底径 8cm，高 12cm。

【类　　别】 盛药器皿。

【形态描述】 敞口，深腹，圈足，通身为酱色釉，碗底有"大清乾隆年制"青花款式。酱釉颜色和药汤接近，可以对患者起安慰作用。

冰　箱

【所属时期】清代。

【材　　质】红木质。

【规　　格】底径64cm，高40cm。

【类　　别】储存、降温工具。

【形态描述】内壁贴铅锡皮，外环三层竹节状箍，左右各附金属耳环，箱盖雕有钱币形孔。可用于冷藏食物、药品，为旧时宫廷或贵族家庭用物。古人在冬季先将天然冰切成砖，存放在专门建造的地库中，盛夏时把冰砖取出，砸成冰块放入此种箱内，用于食品、药品降温及存放。

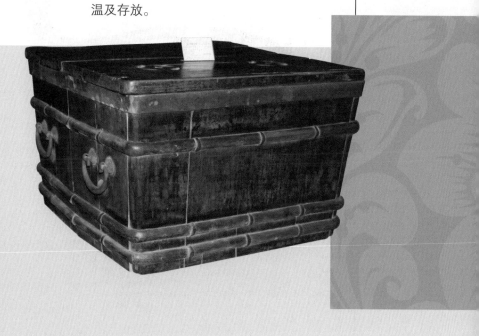

研药器

【所属时期】清代。

【材　　质】木质、铜质。

【规　　格】底宽 20cm，通高 22cm。

【类　　别】研药工具。

【形态描述】摇把可转动，中间有研磨齿轮，底部
　　　　　　有抽屉。为早期传教士赠送宫廷御医
　　　　　　用品，可用来研磨药品。

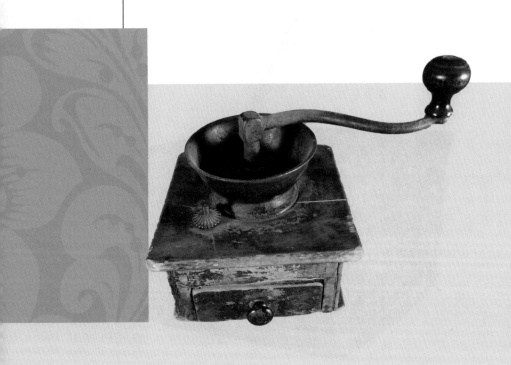

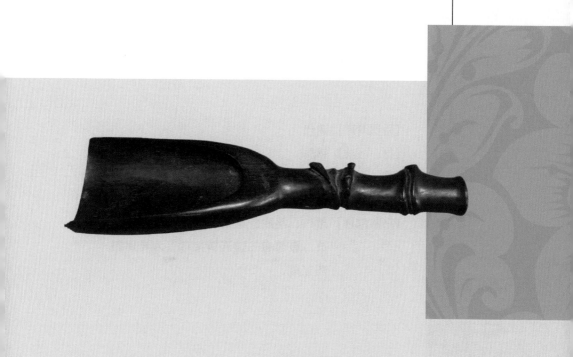

犀角铲

【所属时期】清代。

【材　　质】犀角。

【规　　格】铲口 4cm，通长 16cm。

【类　　别】铲药工具。

【形态描述】铲口椭圆形，铲柄为竹节形。

银　盆

【所属时期】清代。

【材　　质】银质。

【规　　格】口径 35cm，高 13cm。

【类　　别】制药工具。

【形态描述】敞口，平底，呈盆状。器物由白银制
成，腹部有三道连铸接口。为专用制
药工具。

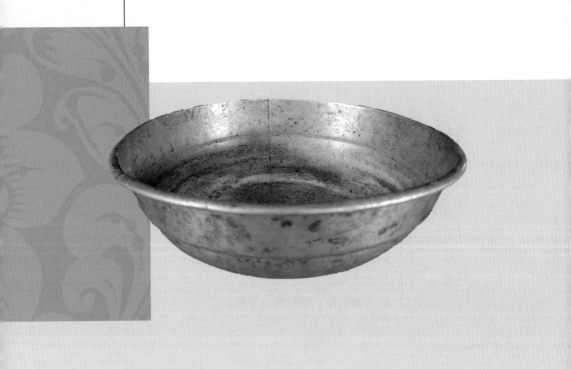

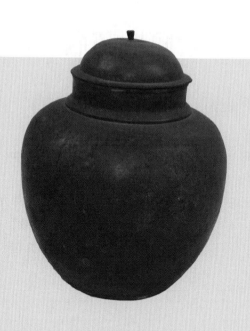
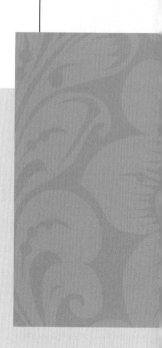

锡药罐

【所属时期】清代。

【材　　质】金属质。

【规　　格】口径14cm，腹径20cm，底径14cm，
　　　　　　高26cm。

【类　　别】盛药工具。

【形态描述】直口，丰肩，下腹内收，平底，有盖
　　　　　　与口相扣。为盛装药丸、散剂所用
　　　　　　容器。

神效七厘散药瓶

【所属时期】清代。

【材　　质】陶瓷质。

【规　　格】高 10cm，口径 6cm，底径 10cm。

【类　　别】包装容器。

【形态描述】瓶身有"湖南上坡子街苏州劳九芝五
月五日午时虔修神效七厘散"字样，
"七厘散"为湖南劳九芝堂儿科名药。

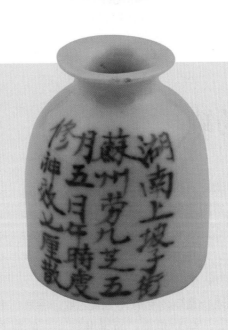

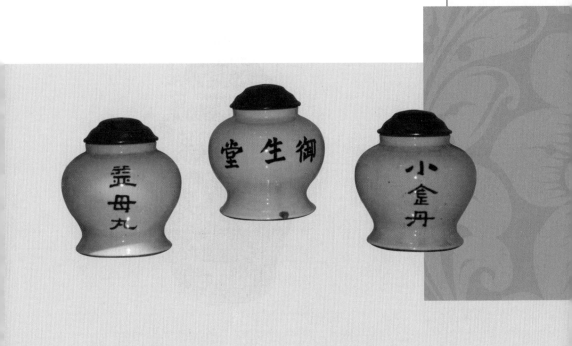

瓷药罐

【所属时期】清代。

【材　　质】瓷质。

【规　　格】口径 10cm，高 20cm。

【类　　别】包装容器。

【形态描述】直口，鼓腹，平底，器表书有"益母
丸""小金丹"等，配有红木圆盖。

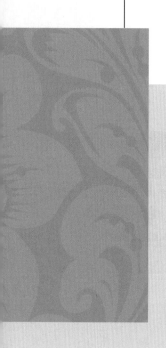

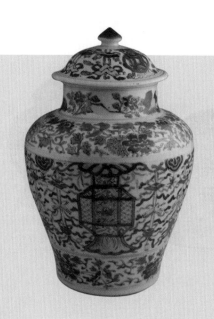

五彩瓷药罐

【所属时期】明代。

【材　　质】陶瓷质。

【规　　格】通高48cm，口径16cm，腹径28cm，
底径16cm。

【类　　别】盛药器皿。

【形态描述】直口，丰肩，平底，器身和盖饰花草、
吉祥图案。整器造型规整，绘工精致。

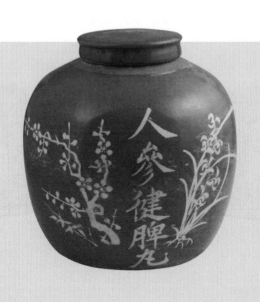

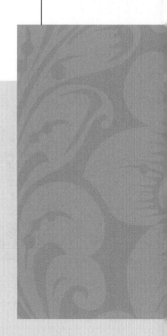

人参健脾丸药罐

【所属时期】 清代。

【材　　质】 陶瓷质。

【规　　格】 口径 16cm，高 38cm。有封盖。

【类　　别】 包装容器。

【形态描述】 丰肩鼓腹，直口，有盖，平底。外壁
　　　　　　 有"人参健脾丸"字样。

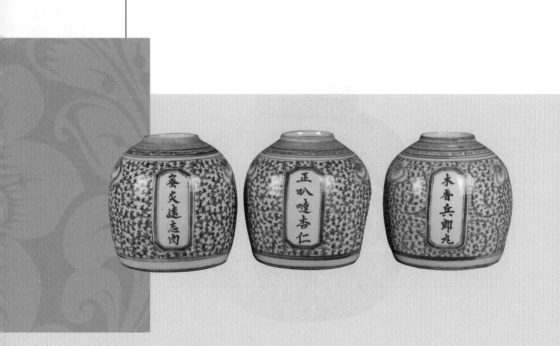

青花瓷药罐（组）

【所属时期】清代。

【材　　质】陶瓷质。

【规　　格】口径 6cm，底径 18cm，深 22cm。

【类　　别】包装、储存容器。

【形态描述】罐身用红彩书有"蜜炙远志肉""正叭
哒杏仁""木香兵郎丸"等字样。

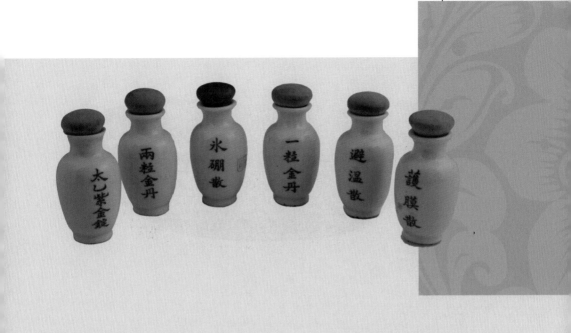

丹药小瓷瓶（组）

【所属时期】清代。

【材　　质】瓷制。

【规　　格】口径 2cm，高 12cm。

【类　　别】盛药器皿。

【形态描述】器身书有"一粒金丹""避温散"等
　　　　　　药品名称，底部有"大清光绪年制"
　　　　　　款识。

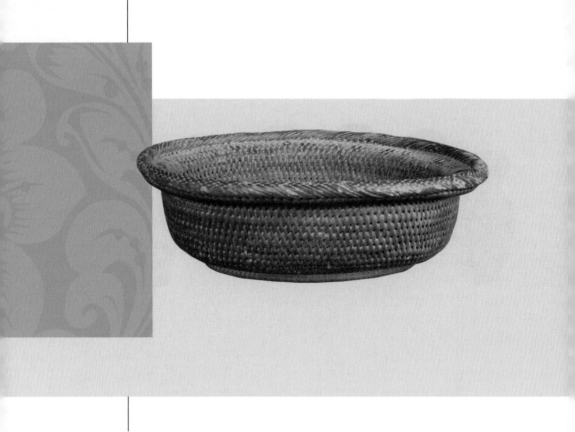

药筲箩

【所属时期】清代。

【材　　质】竹质。

【规　　格】直径43cm，高13cm。

【类　　别】盛药工具。

【形态描述】竹编筲箩。制药过程中盛药、净化药
材用。

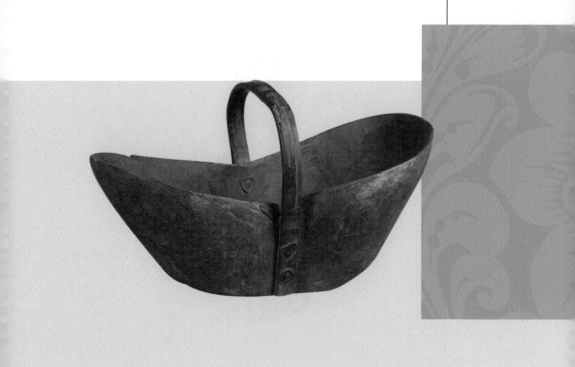

木 篮

【所属时期】 清代。

【材　　质】 木质。

【规　　格】 长径 34cm，宽径 16.5cm，深 18cm。

【类　　别】 盛药容器。

【形态描述】 船型，由整块木头雕成，中间有提梁。
用于装盛药品。

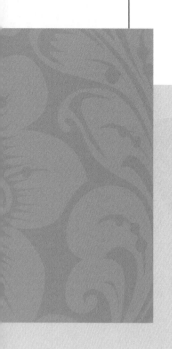

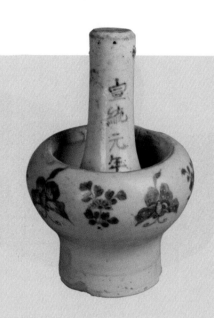

青花瓷药臼

【所属时期】清代。

【材　　质】陶瓷质。

【规　　格】臼口径 14cm，高 16cm；杵长 24cm。

【类　　别】研磨、捣药器具。

【形态描述】圆腹，高足，器身绘有花草纹饰，杵
上书有"宣统元年"字样。

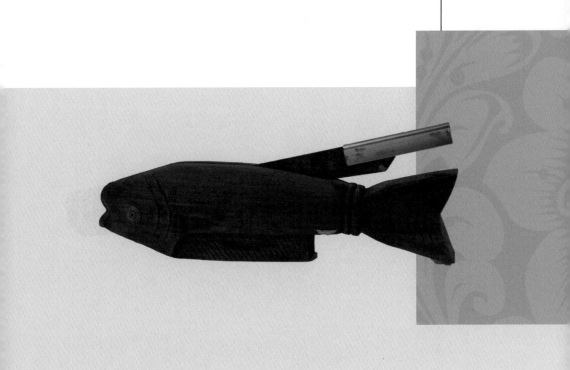

鱼形铡刀

【所属时期】民国。

【材　　质】底座为木质，刀片为铁质。

【规　　格】通长14cm，厚5cm。

【类　　别】切药用具。

【形态描述】呈鱼形，小巧美观。在中药炮制过程
　　　　　　中用于切制贵重药材。

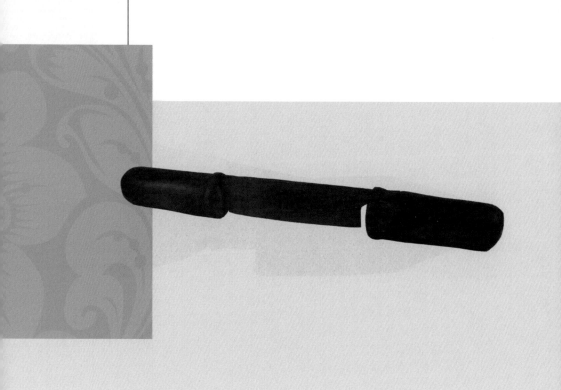

切 刀

【所属时期】民国。

【材　　质】刀片部分为铁质，手柄为木质。

【规　　格】通长62cm，刀片长25cm，宽6.5cm。

【类　　别】切药用具。

【形态描述】在中药炮制过程中用于切片等。此切
刀两端有柄，为木质和金属组合制品，
切药时双手握柄向下用力。

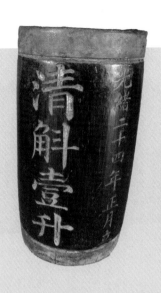

"清斛壹升" 量具

【所属时期】清代。

【材　　质】竹制、锡制。

【规　　格】口径 11cm，高 18cm。

【类　　别】量药工具。

【形态描述】器身为竹，上下镶有锡口，呈笔筒状。器身书有"清斛壹升"，一侧写有"光绪二十四年正月立"。一般为兼营西药的中药铺使用。

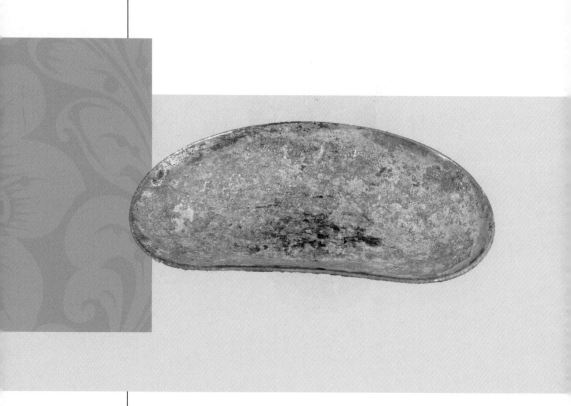

蚕豆盘

【所属时期】清代。

【材　　质】银制。

【规　　格】通长 16cm，通宽 6cm，高 3cm。

【类　　别】制药工具。

【形态描述】样子像蚕豆，一般为兼营西药的中药
　　　　　　铺使用，在制药中用其挑选药品中的
　　　　　　杂质。

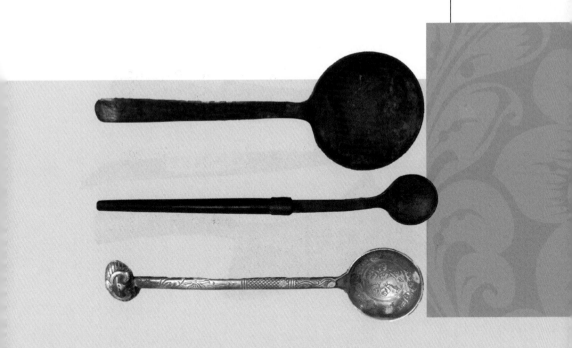

药勺（组）

【所属时期】民国。

【规　　格】长 12 ～ 14cm，宽 4 ～ 8cm。

【类　　别】制药工具。

【形态描述】药勺既是取药工具，也是量具。

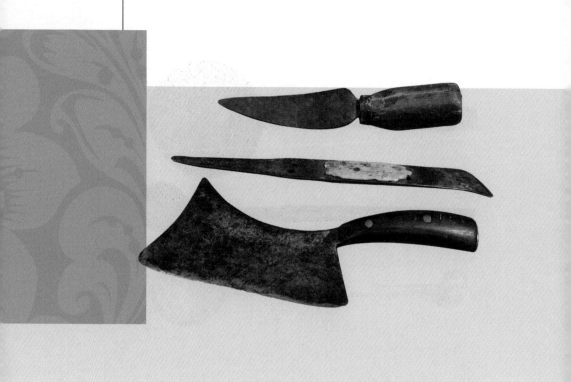

刀具（组）

【所属时期】民国。

【规　　格】长 6 ～ 14cm，宽 2 ～ 8cm。

【类　　别】制药工具。

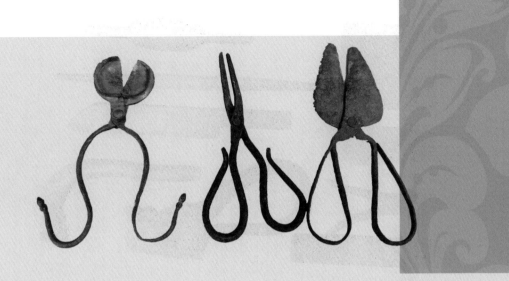

剪具（组）

【所属时期】民国。

【规　　格】长 13 ～ 14cm，宽 6 ～ 8cm。

【类　　别】制药工具。

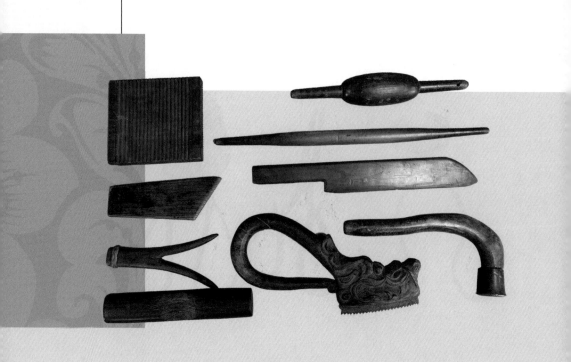

制药工具（组）

【所属时期】民国。

【规　　格】不等。

【类　　别】制药工具。

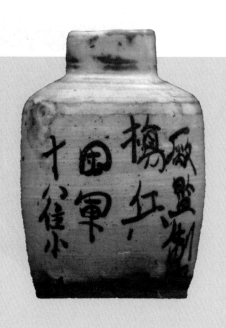

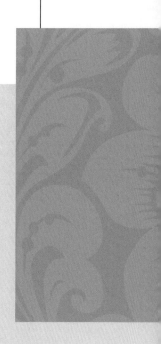

八路军药罐

【所属时期】民国。

【材　　质】瓷质。

【规　　格】口径 4cm，底径 12cm，高 26cm。

【类　　别】盛药器皿。

【形态描述】直口，斜肩，平底，器身书有"十八
　　　　　　集团军枪兵厂监制"，为抗日战争时期
　　　　　　抗日根据地八路军生产的药罐。

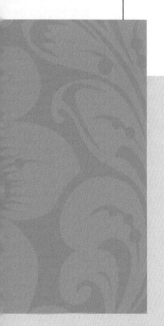
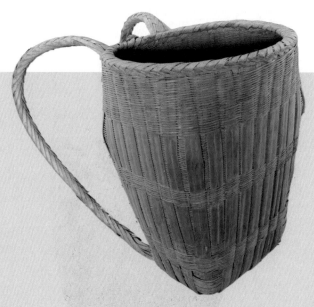

采药背篓

【所属时期】民国。

【材　　质】竹质。

【规　　格】口径 30cm，深 52cm。

【类　　别】采药、盛药容器。

【形态描述】圆筒状竹篓，双肩带。为生活用具，
　　　　　　也用于采药。

传承传统制药文化

　　中华民族得以繁衍发展至今天，中医药居功至伟！而中药制作是吾华夏先贤几千年医病防病理论与实践的载体，是源远流长的中国文化的重要组成部分。在古代，医儒不分，很多著名中医中药名家本身就是书法家或文学家，而许多政治家、文学家也兼通中医和中药制作工艺。传统中药制作中看似简单的工具，其中包含中医学的理、法、方、药等方面，是中药师对中医药理解与认识的综合反映，是理论与实践相结合的综合表现。旧时的药店很多是前店后厂，有时制药的过程在店堂的柜台上就完成了。

　　中医药是一种文化，这种文化影响了中华民族五千年，而中药制药工具是这一文化的符号，有了这一符号，中医药文化才更完整、更具体。这里特别要指出，我们要用历史的眼光去看待这些传统的中药制药器具，其看似"简单"，实则有着悠久深奥的历史，背后隐藏人类的发展历程、经验和理念，包涵了几千年的文化积淀，与世界上任何一个国家、任何一个民族的医药文化相比，都更具有使用价值和生命力。

在应用信息技术十分发达的今天，中医制药已经广泛使用现代技术，那些古老而传统的中药制药器具已经消失或远离我们，即使有些没有消失，很多年轻的中医药人员也不会使用，甚至未曾认识。几千年传统中药制药器具可能将在我们这一代失传。正因如此，需要我们紧迫认识传统中药制药器具，研究传统中药制药器具的历史，品味传统中药制药器具的工艺价值，进而珍视和传承传统中药制药器具的使用和文化。

白建疆

2020 年 11 月